Tina Stümpfig-Rüdisser

Jin Shin Jyutsu® – Die Heilkraft liegt in Dir

vianova
Verlag Via Nova

Tina Stümpfig-Rüdisser

Jin Shin Jyutsu® – Die Heilkraft liegt in Dir

Leben in Gesundheit, Freude und Fülle

vianova
Verlag Via Nova

Hinweis für unsere Leser:

Das vorliegende Buch ist sorgfältig erarbeitet worden. Dennoch erfolgen alle Angaben ohne Gewähr. Weder Autorin noch Verlag können für eventuelle Schäden, die aus den im Buch gegebenen praktischen Hinweisen resultieren, eine Haftung übernehmen.

1. Auflage 2009

Verlag Via Nova, Alte Landstr. 12, 36100 Petersberg

Telefon: (06 61) 6 29 73

Fax: (06 61) 96 79 560

E-Mail: info@verlag-vianova.de

Internet: www.verlag-vianova.de / www.transpersonale.de

Umschlaggestaltung: Guter Punkt, München

Satz: Sebastian Carl

Druck und Verarbeitung: Fuldaer Verlagsanstalt, 36037 Fulda

ISBN 978-3-86616-151-1

Inhalt

Vorwort

In den letzten Jahren sind Bücher über das Gesetz der Anziehung, das Kausalprinzip, die Kraft der Imagination usw. nur so aus dem Boden geschossen. Viele gute, hilfreiche Bücher, von denen mich einige sehr inspiriert haben und immer wieder inspirieren. Eigentlich ist alles gesagt. Viel Neues, das auf den Markt kommt, ist das Gleiche, nur anders ausgedrückt. Und das ist auch gut so, jedem Menschen entspricht etwas anderes.

Ich kenne die Begeisterung, die beim Lesen kommt, das Gefühl, jetzt, jetzt schaffe ich es. Es ist doch alles klar, und so einfach, und dann die Freude, die mich durchströmt. Und dann … plötzlich lässt dieses Gefühl wieder nach. Ich versuche mich zu erinnern, meine Gedanken zu steuern, das Gesetz der Anziehung bewusst anzuwenden, um mir die Lebensumstände zu erschaffen, die ich möchte.

Und plötzlich erscheint es so mühsam. Ganz automatisch schleichen sich die alten Gedankenmuster wieder ein. Die alten Gefühle der Unzulänglichkeit und Ohnmacht, des Opfers … Puh, wie anstrengend …

Schon dieser Gedanke macht es nicht leichter, sondern hält mich nur noch fester in den alten Bahnen.

Wenn ich doch weiß, dass ich frei und kraftvoll, machtvoll, liebevoll, harmonisch und glücklich leben kann, in der Fülle und in vollkommener Gesundheit, warum wähle ich dann immer wieder den Mangel? Sind die alten, gewohnten Muster so stark?

Ja. Wir müssen sehr aufmerksam und bewusst sein, um nicht ständig wieder unser „altes Leben“ von Mangel, Mühe und Opfer zu erschaffen. Die inneren Widerstände sind oft immens.

Mit dem Jin Shin Jyutsu – auch „Heilströmen“ genannt – haben sich für mich ganz neue Türen geöffnet. Da gibt es ja noch eine Möglichkeit, wie ich mich selbst unterstützen kann, das, was ich erkannt habe, zu leben, das Gesetz der Kausalität bewusst anzuwenden und endlich mein Leben eigenverantwortlich zu gestalten.

Im Jin Shin Jyutsu geht es darum, die Hände auf bestimmte Stellen, Energiepunkte meines Körpers, zu legen oder einfach meine Finger zu halten, um mich selbst geistig, seelisch und körperlich so zu harmonisieren, dass ich wieder zurück in meinen natürlichen Zustand der Freude, der Gesundheit, der Gelassenheit und der Fülle finde.

Jin Shin Jyutsu harmonisiert meine Gedanken und meine Emotionen – und damit mein ganzes Leben: meine Innenwelt und als Folge dessen natürlich auch meine Außenwelt.

So habe ich für mich eine Methode entwickelt, wie ich endlich aus dem Wissen um das Gesetz der Anziehung, der Kausalität, in die bewusste Anwendung komme, wie ich immer mehr zu Bewusstsein komme, mich selbst erkenne, mein kleines, getrenntes Ich in der Einheit des reinen Seins umarme und mehr und mehr zum bewussten Schöpfer meines Lebens werde.

In der Verbindung vom Richten der Aufmerksamkeit auf die gewünschten Umstände und dem gleichzeitigen Halten bestimmter Energiepunkte am Körper lösen sich alte, verhärtete Muster leichter auf, ich erlebe immer stärker die Einheit allen Seins als Realität und mich selbst immer mehr als bewussten Schöpfer eines Lebens in Freude, Gesundheit, Liebe und Fülle.

Dieses Buch ist in drei Teile gegliedert. Im ersten Teil wird das Gesetz von Ursache und Wirkung dargestellt und verdeutlicht.

Im zweiten Teil geht es speziell um die Kunst des Jin Shin Jyutsu und verschiedene Zusammenhänge.

Im dritten Teil geht es dann um die konkrete Anwendung.

Ausgangspunkt ist: Meine Gedanken erschaffen die Außenwelt, und ich ändere meine Gedanken mit Hilfe des Jin Shin Jyutsu.

Alles ist in dir. Finde zurück zu deinem natürlichen Zustand mithilfe deiner Hände, deines Atems und bewussten Denkens.

Erinnere dich an die Kraft in dir!

Tief in unserem Inneren ist alles vollkommen – bereit, durch uns in die Welt zu strahlen.

Sei gesegnet.

Teil 1: Das Gesetz von Ursache und Wirkung

Dieser Teil des Buches ist eine Zusammenfassung aus verschiedenen Quellen, die ich die letzten Jahre gelesen, studiert und ausprobiert habe. Sozusagen eine Art Resümee aus meiner persönlichen Sicht und Erfahrung. Wenn du mit einigen Punkten vielleicht Schwierigkeiten hast, beiße dich nicht daran fest, sondern lies einfach weiter. In Teil 2, wenn es dann um das Jin Shin Jyutsu geht, wird vielleicht manches klarer. Und in Teil 3, in der praktischen Anwendung, lösen sich mögliche Fragen und Irritationen vielleicht ganz von selbst auf.

Der erste Teil ist die Theorie. Lass dich nicht schrecken, wenn dir manches vielleicht schwierig oder sogar unmöglich umzusetzen scheint. Dafür habe ich das Ganze ja mit der Anwendung des Jin Shin Jyutsu verbunden. Du wirst erleben, wie sich durch das Strömen verbunden mit den Affirmationen, ganz mühelos dein Bewusstsein und damit dein So-Sein ändert hin zu Fülle, Liebe, Gesundheit und Freude. So wird das theoretische Wissen zum gelebten Sein.

1. Das Gesetz der Anziehung

Das Gesetz der Anziehung ist das mächtigste Gesetz im Universum. Auf diesem Gesetz beruht alles, was du in deinem Leben erlebst, alle Erscheinungen, alle Manifestationen, alles, was in deine Erfahrung tritt. Das Gesetz der Anziehung lautet:

Gleiches zieht Gleiches an.
Ausgangspunkt dafür sind die Gedanken.

Im Grunde bist du wie ein großer Magnet, der all das anzieht, was dir schwingungsmäßig gleicht. Die Gedankenenergie, die du aussendest, kehrt als Erleben zu dir zurück. Das mag sich anfangs etwas bedrohlich anhören – schließlich kennen wir alle unsere z.T. destruktiven Gedanken sehr gut und haben oftmals das Gefühl, sie überhaupt nicht steuern zu können, scheinen sie sich doch immer wieder zu automatisieren. Dennoch ist es unsere Chance, raus aus der Opferrolle zu treten, wo uns immer wieder etwas „geschieht", und zu beginnen, bewusst unser Leben zu gestalten. Und damit sind wir wieder bei den Gedanken.

Das, was du denkst, ziehst du an. Das, worauf du deine Aufmerksamkeit lenkst, verstärkst du, das zieht dich an und das ziehst du an.

Alles ist Schwingung, Energie. Und die Energie folgt der Aufmerksamkeit.

Im Grunde ist jeder von uns wie ein großer Sender. Wie jeder Sender senden wir auf einer bestimmten Frequenz. Es ist vergleichbar mit einem Radio. Wenn wir einen Sender einstellen, empfangen wir eben diesen Sender und keinen anderen. Das heißt, die Schwingung, die wir aussenden, empfangen wir auch wieder. Die Gedanken, die wir aussenden, kehren als erlebte Realität zu uns zurück. Wobei Gedanken an sich neutral sind, solange sie nicht mit einer Emotion verbunden sind. Wenn wir uns allerdings unsere Gedanken anschauen, werden wir schnell feststellen, dass die meisten mit einem Gefühl verbunden sind. Im Grunde bestimmt dieses Gefühl unsere Schwingung. Also, der Gedanke, verbunden mit dem jeweiligen Gefühl, bestimmt unsere energetische Signatur. Unser So-Sein.

Je stärker ein Gedanke mit einer Emotion verbunden ist und je öfter du diesen Gedanken denkst, desto sicherer wird sich diese Schwingung auch in deinem Leben manifestieren.

Je mehr Aufmerksamkeit du diesen Gedanken schenkst, desto stärker werden sie, je länger du dich auf etwas konzentrierst, desto machtvoller wird es.

Das, was wir als unsere Realität erleben, ist das, was wir bisher in unserem Leben gedacht haben. Und das können wir jeden Moment ändern.

Du kannst dich jeden Moment neu entscheiden, auf welcher Frequenz du senden willst. Auch wenn du in der Vergangenheit sehr negativ gedacht hast, dich immer wieder als Opfer erlebt hast, jetzt, in diesem Augenblick – und jeden Augenblick neu – kannst du dich anders entscheiden.

Es ist oft ein Prozess, auszusteigen aus dem alten Denken. Alte Bahnen sind recht schwer zu verlassen, zumindest habe ich es immer wieder so empfunden.

Da bin ich voller Freude und Energie dabei, Neues, Schönes, Freudvolles zu denken, und bevor ich weiß, wie mir geschieht, bin ich schon wieder in den alten Mustern der Angst, der Mühsal und Ohnmacht gelandet. Und dann? Dann kann ich wieder, jetzt, in diesem Augenblick meine Gedanken neu ausrichten. Auch wenn die Gefühle vielleicht etwas träger sein mögen und nicht gleich so schnell nachfolgen – jetzt, in diesem Augenblick, kann ich neu wählen, was ich denke. Und jetzt, und jetzt wieder.

Jeder Augenblick ist eine Chance, dein Leben ganz neu zu gestalten, freudvolle, lichtvolle Gedanken zu denken. Jetzt.

Es gibt kein Versagen. Es gibt nur Ursache und Wirkung. Und wenn du die Wirkung, die da jetzt in Form eines Lebensumstandes bei dir auftaucht, nicht magst, dann hast du die Möglichkeit, jetzt eine andere Ursache zu setzen. Durch deine Gedanken. Denk daran, du bist wie ein Sendeturm. Das, was du aussendest, empfängst du. Und wenn dir das, was du empfängst, nicht gefällt, wechsle die Frequenz, deine Schwingung, indem du deine Gedanken änderst. Die Gedanken, die du jetzt denkst, erschaffen deine Zukunft. Das, worauf du dich am meisten konzentrierst, wird sich als dein Leben manifestieren.

Du hast die Chance, dir ein wundervolles Leben zu erschaffen, in Freude und Gesundheit, Liebe und Dankbarkeit.

Jetzt. Und jeden Augenblick neu.

Es sind immer – jeden Augenblick – alle Möglichkeiten vorhanden. Und die Richtung meiner Aufmerksamkeit entscheidet, welche Dinge ich in Erscheinung rufe.

„Wenn man seine Aufmerksamkeit auf das richtet, was ist, wird man von dem angezogen, was ist. Liegt die Aufmerksamkeit auf dem, was gewünscht wird, zieht sie Veränderung an."

(Hicks, „Law of attraction")

Das, worauf ich meine Aufmerksamkeit richte, ziehe ich an. Richte ich meine Aufmerksamkeit auf das, was ist, auf meine Lebensumstände etc., erschaffe ich nur noch mehr von dem, was ist. Das machen eigentlich die meisten Menschen unbewusst – und wundern sich, dass sich nichts ändert.

2. Die Macht unserer Gedanken oder: Wer erschafft meine Lebensumstände?

Das Gesetz der Anziehung macht uns klar, dass wir selbst unsere Lebensumstände verändern können. Alles beginnt mit dem Gedanken. Welche Gedanken denkst du? Gedanken der Freude oder Gedanken des Leides, Gedanken des Mangels oder Gedanken der Fülle? Welchen Gedanken gibst du den meisten Raum? Gedanken lösen Gefühle aus, und je stärker ein Gefühl ist, desto stärker beeinflusst es die Art unserer Lebensumstände, unseres Erlebens. Damit erschaffen wir unsere eigene Welt. Alles beginnt in uns. Die Innenwelt erschafft die Außenwelt. Die Art der Schwingung bestimmt die Form der Erscheinung. Mit der Änderung der Schwingung veränderst du die Form der Erscheinung – die „Realität".

Realität entsteht in uns
und tritt im Außen in Erscheinung.

Normalerweise reagieren wir auf das, was wir im Außen erleben, und lassen damit unsere innere Welt von der äußeren bestimmen. Das heißt, wenn wir etwas Trauriges erleben, fühlen wir uns schlecht – und erleben dann noch mehr von dem Traurigen. Im Grunde reagiert jeder von uns, der nicht gelernt hat, wie Realität wirklich entsteht, auf die äußeren Gegebenheiten und Umstände.

Wenn wir nur auf die Situationen und Gegebenheiten reagieren, wird sich in unserem Leben nicht viel ändern. Es bleibt alles relativ gleich. Wir haben ja auch nie gelernt, die Welt anders zu betrachten. Es gab zwar immer wieder Meister und Gelehrte, die um das Gesetz der Anziehung wussten und es aufschrieben, die wussten, dass die Außenwelt gar nicht wirklich existiert als etwas außerhalb von uns, sondern dass sie ein genaues Abbild unserer Innenwelt ist. Doch die allermeisten von uns haben das im Laufe ihrer Kindheit und Jugend von ihren Eltern und anderen Bezugspersonen nie erfahren. Was die meisten von uns „gelernt" haben, ist, dass das Leben kein sicherer Ort ist, dass wir machtlos sind und froh sein müssen, wenn alles gut geht. Und mit dieser Lebenseinstellung sind wir dann erwachsen geworden und selbst in unser eigenes Leben eingetreten. Und mit dieser Lebenseinstellung haben wir jeden Augenblick neu unsere Realitäten geschaffen.

Hätte man uns beigebracht, dass die Welt ein sicherer Ort ist, wir sicher und geborgen und beschützt sind und unser Leben frei gestalten können, dass wir von Natur aus gesund und erfolgreich sind, ja, dann würde unser Leben sicher ganz anders aussehen. Aber keiner hat es uns beigebracht, weil keiner es wusste. Das Alte scheint oft so unwiderruflich.

Kannst du dir wirklich vorstellen, dass du selbst die Macht hast, dein Leben wundervoll zu erschaffen?

Alles, was dir im Leben passiert, enthält die Botschaft über das, was du verursacht hast, und die Chance, es jetzt zu ändern, wenn es dir nicht gefällt. Also, wenn dir irgendetwas an deiner momentanen Lebenssituation nicht gefällt, mach es dir bewusst. Die Außenwelt ist ein Spiegel deiner Innenwelt. Wenn du möchtest, dass sich im Außen etwas ändert, musst du es in dir selbst ändern. Was im Außen sichtbar ist, ist nur das Dia, das Innen, das sich im Außen manifestiert, das in Erscheinung tritt. Das kann ich nicht ändern, es ist die Wirkung der Ursache, die ich einst gesetzt habe. Doch ich kann jeden Augenblick neu wählen. Ich kann mir die Situation ansehen und sagen: „Aha, so habe ich gewählt – und jetzt wähle ich neu". Ich brauche nicht zu hadern mit der Situation. Sie ist, wie sie ist. Die Sprache meiner Lebensumstände zeigt mir, was ich geschaffen habe.

Wie kann ich es verändern?
Indem ich mich daran erinnere, wer ich wirklich bin. Ich bin kein kleines, getrenntes Ich, Opfer des Schicksals und abhängig von irgendwelchen gönnerhaften Mächten. Ich bin reines Bewusstsein. Ich erschaffe ständig, auch dann, wenn es mir nicht bewusst ist, in jedem Moment meine Realität. Ich bin Bewusstsein, Mensch gewordenes Bewusstsein. Und wenn ich mich wieder an meine wahre Identität erinnere, wenn der Schöpfer in mir erwacht, ist wieder alles möglich.

Da gibt es eine wunderschöne alte Geschichte:

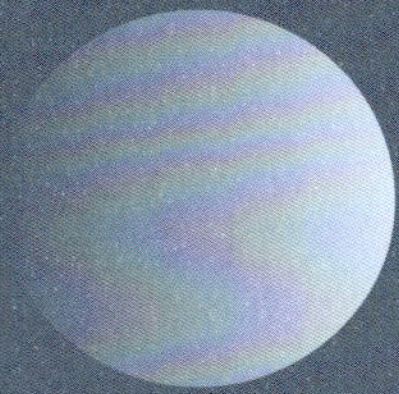

Die größte Kraft und Weisheit im Universum

Es geschah vor langer Zeit, als die Götter sich zusammenriefen, um darüber zu beraten, wo sie denn die größte Kraft und Weisheit des Universums verstecken könnten, da in deren Augen der Mensch noch nicht reif dafür war, diese Weisheit zu erhalten.
Und so beabsichtigten die Götter, diese universelle Intelligenz an einem Ort zu verstecken, an dem der Mensch erst dann zu suchen beginnt, wenn er die nötige Reife dafür erreicht hat.
Es meldete sich ein Gott zu Wort und sagte: „Ich weiß, wo wir die größte aller Kräfte verstecken könnten, nämlich auf dem höchsten Berg der Welt."
Sehr schnell aber erkannten die Götter, dass der Mensch Mittel und Wege finden würde, auch die höchsten Gipfel dieser Welt zu erklimmen. Und sie berieten weiter, bis sich ein anderer Gott zu Wort meldete und sagte: „Ich habe ein Idee! Wir verstecken diese göttliche Weisheit und allumfassende Kraft an dem tiefsten Punkt der Weltmeere, dort wird der Mensch niemals hingelangen!"
„Oh doch", erwiderte ein dritter Gott. „Der Mensch mit seinem Forscherdrang wird Geräte und Maschinen entwickeln, die es ihm ermöglichen werden, auch die tiefsten Tiefen der Meere zu erforschen. Sie werden nichts unversucht lassen, um dieses Ziel zu erreichen. Nein, das würde nicht ausreichen. Es gibt nur eine Möglichkeit, wo wir diese unglaubliche Kraft, den Schlüssel allen Lebens verbergen können, einen Ort, die der Mensch erst dann beachtet, wenn er reif dafür ist."
Und so versteckten sie diese Kraft, diese Weisheit des Universums, im Menschen selbst.

(Autor unbekannt)

Der verloren geglaubte Schatz liegt in dir.

Nicht in deinem Körper oder in deinen Gefühlen, auch nicht in deinem Verstand, sondern in deinem Bewusstsein. Und deshalb ist der erste Schritt, zu Bewusstsein zu kommen, damit du dich an dein wirkliches Sein wieder erinnern kannst.

Du bist Schöpfer. Entweder du bist dir dessen nicht bewusst, dann erschaffst du unbewusst dein Leben, fühlst dich aber oft wie ein Spielball, der mal hierhin und mal dorthin geworfen wird, weil du die Zusammenhänge nicht kennst. Oder du bist dir dessen bewusst, erkennst dich als Schöpfer. Dann kannst du dein Leben so verändern, dass es im wahrsten Sinne wunderbar ist.

Alles, was du glauben und dir vorstellen kannst, kannst du in Erscheinung rufen.

Alle Möglichkeiten sind im Universum enthalten und können jederzeit in Erscheinung gerufen werden. Es gibt weder Glück noch Pech, es gibt nur Ursache und Wirkung. Das, was ich erlebe, entspricht genau der von mir gesetzten Ursache.

Es gibt keine Trennung von Innen und Außen. Ich nehme es nur so wahr, weil ich es so gelernt habe. Ich bin reines Bewusstsein. Ich bin ganz. Das, was ich im „Außen" erlebe, habe ich mir selbst erschaffen mit dem Richten meiner Aufmerksamkeit. Und ich kann es jederzeit ändern. Nur ich, denn das kann kein anderer für mich tun.

Es ist wichtig, deine Überzeugungen und Erwartungen zu prüfen, denn das Leben bestätigt genau das, was du erwartest. Du bekommst, was du erwartest, und nicht, was du dir wünschst. Das, wovon du überzeugt bist, dass es stimmt, das stimmt. Es stimmt, weil du Schöpfer bist und weil du es im gleichen Augenblick mit deiner Überzeugung verursachst. Wenn das, was du bisher gewählt hast, nicht das ist, was du gerne hättest, dann wähle neu.

Mit der Macht des Geistes bestimmst du deine Realität, gibst du den Ereignissen ihre Form.

Voraussetzung ist, dass du zu Bewusstsein kommst, dass du dich als Schöpfer erkennst und bewusst dein Leben gestaltest.

Der Dichter Rumi sagte: „Die Quelle liegt in dir und dieser ganze Kosmos entspringt aus ihr."

Das Gefängnis existiert nur in deinem Kopf. Es ist Illusion. Die sogenannten Lebensumstände sind nur Energie und können jederzeit verändert werden. Egal, was in deinem Leben gut oder schief läuft. Es beginnt immer im Bewusstsein. Mache dir bewusst, dass du aus allem einen Erfolg machen kannst. Du kannst die schwierigste Situation so verändern, wie du sie gerne hättest. Alles ist Energie. Und diese Energie kann verändert werden durch das bewusste Denken. Du kannst die Energie so verändern, dass die Situation daraus entsteht, die dir entspricht.

3. Mein emotionales Feedbacksystem

Die Gedanken setzen die Ursache für das, was wir erleben. Natürlich können wir nicht ständig alle unsere Gedanken beobachten und kontrollieren. Das würde in Stress ausarten. Wie schon gesagt, sind Gedanken mit Gefühlen verbunden, und diese Gefühle bestimmen, was wir in unser Leben einladen. Unsere Gefühle teilen uns sofort mit, was wir gerade denken.

„Die Emotionen sind ein unglaubliches Geschenk. Sie lassen uns wissen, was wir gerade denken." (Bob Doyle: The Secret).

Unsere Gefühle zeigen uns, wo wir gerade gedanklich stehen. Wo wir überhaupt gerade stehen. Die Gedanken bestimmen, auf welcher Frequenz wir senden, und unsere Gefühle teilen uns sofort mit, auf welcher Wellenlänge wir uns gerade befinden.

An der Qualität deiner Gefühle kannst du sehen, was in deinem Leben nicht stimmt. Unangenehme Gefühle wollen dir nur sagen: Du bist nicht im Einklang mit deinem inneren Wesen, mit deinem wahren Sein.

Unser emotionales Feedbacksystem ist eine geniale Einrichtung. Das Gesetz der Anziehung wirkt immer. Egal, ob du dir dessen bewusst bist oder nicht. Wenn du an irgendetwas denkst, was du nicht willst, dich schlecht fühlst, ziehst du noch mehr davon an, machst ähnliche Erfahrungen. Bist du dir des Gesetzes der Anziehung bewusst, kannst du dein emotionales Feedbacksystem als wunderbare Hilfe benutzen, um zu erkennen, was du dir gerade eben erschaffst.

An der Qualität deiner Gefühle kannst du sehen, was in deinem Leben nicht stimmt. In welcher Frequenz schwingst du gerade? Willst du das? Oder veränderst du es?

Wenn du dich schlecht fühlst, heißt das, dass du dir gerade etwas schaffst, das du gar nicht willst. Gefühle sind die Ursache dessen, was wir erleben. Natürlich reagieren wir mit Gefühlen auch auf äußere Umstände. Meistens sogar. Doch diese Gefühle erschaffen dann wieder ähnliche Umstände. Und so kommt eine Spirale in Gang, weil eben die Gefühle die Ursache für die äußeren Umstände sind.

Was tun? Verdrängen ist definitiv keine Lösung, denn damit könnten wir gar keine besseren Gefühle herbeirufen. Ausgangspunkt für die Gefühle sind unsere Gedanken. Fühle ich mich schlecht, merke ich, dass ich gerade mit etwas beschäftigt bin, was mir nicht gut tut und was meinem inneren Wesen nicht entspricht. Dann habe ich die Möglichkeit, meine Gedanken zu ändern.

Gefühle sind die Ursache äußerer Umstände, nicht die Reaktion darauf!
Deine Gefühle lassen dich immer sehr unmittelbar wissen, ob du gerade etwas erschaffst, das du willst, oder etwas, das du nicht willst.

Dein innerstes Wesen, dein wirkliches Sein, ist Liebe, Freude, Einheit, Kraft. Die Qualität deiner Gefühle zeigt an, wie sehr du im Einklang bist mit deinem innersten Wesen, mit deiner Quellenergie. Das heißt, du hast sofort das Feedback, was du dir gerade gedanklich erschaffst. Und du kannst das jetzt ändern, wenn es dir nicht gefällt. Und du kannst es jeden Augenblick ändern!

Meine Angst zeigt mir nur, dass ich nicht ich selbst bin, dass mein Bewusstsein eng ist. Meine Angst ist nur eine Aufforderung, mein Bewusstsein zu erweitern und mich wieder daran zu erinnern, wer ich wirklich bin. Und dass es nichts gibt, was ich fürchten müsste, weil ich selbst verursache, was mir widerfährt, und das kann ich jederzeit ändern.

Es gibt nur zwei Gefühle, denen sich letztlich alle Gefühle zuordnen lassen: Liebe und Angst. Mein wirkliches Sein ist Liebe. Angst entsteht durch die Illusion der Trennung. Ich kann immer, jederzeit wählen zwischen Liebe und Angst. Liebe wählen heißt, mich an mich selbst zu erinnern. Angst wählen heißt, ich er-innere mich nicht.

„Angst = falsche Beweise,
die wahr erscheinen."

(Mary Burmeister – Jin Shin Jyutsu)

4. Die Schritte des bewussten Schöpfens

1. *Erinnere dich an dein wahres Sein.*
   Erinnere dich daran, dass du kein kleines, getrenntes Ich bist, sondern reines Bewusstsein. Das ist der wesentliche erste Schritt. Ein Ich kann nicht erschaffen, nur träumen. Tritt ein in deine vergessene Vollmacht.

2. *Definiere konkret, was du möchtest.*
   Mach dir bewusst, was du ändern möchtest. Zum Beispiel finanziellen Mangel in Fülle umwandeln. **Akzeptiere das, was gerade ist, als deine Schöpfung und wähle neu.**

3. *Richte die Aufmerksamkeit auf das, was sein soll.*
   Sei mit Leichtigkeit dabei. Wenn es anstrengend ist, ist es nicht Schöpfen, sondern Tun. Stell dir den Wunschzustand vor, so, wie er sein soll, nicht den Mangel. Z.B. richte bei finanziellem Mangel deine Aufmerksamkeit auf die Fülle. Denk an die Leichtigkeit. Es ist wie ein Spiel. Und denke daran, das Wollen verhindert das Empfangen. Wenn ich etwas unbedingt will, bestelle ich ab, weil ich Mangel suggeriere, weil ich damit sage: „Ich habe nicht" – und damit verstärke ich nur den Mangel. Stell dir den erwünschten Zustand möglichst klar und deutlich vor.

4. *Nimm den gewünschten Zustand geistig in Besitz und erlebe dich in Erfüllung.*
   Erlebe dich in dem gewünschten Zustand in Freude und Dankbarkeit. Erlebe dich so, als wäre dein Wunsch bereits in Erfüllung gegangen.
   Erlebe dich in der Erfüllung. SEI gesund, wohlhabend, glücklich… Erlebe, dass es bereits IST. Damit ist das Gewünschte auf der Kausalebene bereits Wirklichkeit und wird sich im Außen manifestieren. Wenn du spürst, dass es IST, bist du bereits in der Erfüllung. Du suggerierst nicht länger den Mangel, sondern erlebst dich in der Fülle, und das muss sich dann in deinem Leben manifestieren.

5. *Erlebte Freude und Dankbarkeit.*
   Fühle, dass es bereits geschehen ist! Erfülle dich ganz und gar mit Freude und Dankbarkeit. Wenn ich mich dankbar fühle, bin ich bereits in der Erfüllung, und es wird im Außen in Erscheinung treten. Wichtig ist, dass du in diesem Gefühl bleibst, ungeachtet der momentanen äußeren Umstände. Denn sobald du wieder Mangel denkst, hast du die Fülle wieder abbestellt und eine neue Ursache gesetzt. Kein Problem, dann beginnst du halt noch mal. Jeden Augenblick kannst du neu wählen.

Denk daran, konzentriere dich nicht auf die äußeren Erscheinungen. Die sind nur das Dia von dem, was du gedacht und gefühlt hattest. Die Intensität deines Glaubens, deiner inneren Gewissheit, ist deine Macht im Jetzt, neu zu wählen und alles zu ändern, was vorher nicht passte.

Meine erlebte innere Realität bestimmt meine erlebte äußere Realität. Die Schwingung, die ich aussende, bildet meine Lebensumstände. Wenn ich mir andere Lebensumstände wünsche, muss ich mich erst im Innen so fühlen, so SEIN. Wenn ich möchte, dass in meinem Leben alles stimmt, muss ich erst selbst wirklich stimmen.

5. Wie stimme ich wirklich?

Meine Sendefrequenz entspricht meiner Empfangsfrequenz.
Wenn ich in der Frequenz der Fülle, der Liebe, der Freude sende, ist mein ganzes Leben Fülle, Liebe und Freude.
Wie kannst du dir helfen, wirklich zu stimmen?
Kümmere dich um dich, schau, was dir Freude macht, was dich erfüllt.
Schau auf das, was stimmt, bei dir selbst und bei anderen.
Richte deine Aufmerksamkeit immer wieder bewusst auf das, was stimmt. Dann wirst du immer mehr davon in dein Leben ziehen.
Liebe alles, was dich umgibt, und du wirst immer mehr von Liebe umgeben sein.
Fühle dich wertvoll und sei liebevoll und positiv mit dir und anderen.
Dein So-Sein bestimmt, was in deinem Leben in Erscheinung tritt.
Das Leben spiegelt die innere Wirklichkeit wider.
Was war bisher deine innere Wirklichkeit?
Wie kannst du deine innere Wirklichkeit verändern?
Indem du dich daran erinnerst, wer du in Wirklichkeit BIST.
Indem du zu Bewusstsein kommst.
Mache Freude zu deiner inneren Wirklichkeit, Gesundheit, Fülle, indem du dich mit diesen Qualitäten erfüllst.
Richte deine Aufmerksamkeit auf Gesundheit, auf optimale Gewohnheiten, auf eine erfüllte Partnerschaft, auf finanzielle Freiheit, auf Freude usw., und lade diese damit in dein Leben ein.
Halte dieses Bild. Erfülle dich immer wieder mit dem Gefühl der Dankbarkeit. Die Kraft des Dankens ist immens.
Das, was ich erlaube zu sein, bin ich. Und das, was ich bin, manifestiert sich im Außen.
Zuerst muss ich es *sein*, erst dann kann es sich in meinem Leben manifestieren.

Durch mein So-Sein gebe ich dem Leben die richtigen Anweisungen und beginne jeden Tag bewusst als Ich-Selbst.
Die Erinnerung an unser wahres Sein ist eigentlich nur ein Schritt, aber weil wir so lange etwas anderes gelebt haben, müssen wir unsere Aufmerksamkeit bewusst auf diese Wirklichkeit gerichtet halten.
Sorge dafür, dass du jetzt stimmst. Frage dich immer wieder: Stimme ich jetzt? Und dann sorge dafür, dass du jetzt stimmst.
Sei glücklich – jetzt!
Indem ich meine Aufmerksamkeit auf die Energiequalität „glücklich" richte und mich damit erfülle, BIN ich glücklich.
Wir machen unseren Zustand immer abhängig vom Außen.
Dabei ist es in Wirklichkeit umgekehrt. Das Innen bestimmt das Außen. Wenn du jetzt glücklich bist, passiert sofort etwas im Außen.
Ziehe die Aufmerksamkeit immer wieder nach innen.
Denke in Chancen und Möglichkeiten!
Orientiere dich bei allem, was du tust:
Macht es mich eng oder weit?
Macht es mich schwach oder kraftvoll?
Macht es mich arm oder reich?
Schalte dein inneres Licht an und lass es leuchten. Nicht mit Gewalt, sondern mit Sanftheit und liebevoller Präsenz.
SEI!
SEI der, der du in Wirklichkeit bist, Freude, Liebe, Gesundheit, Wohlstand, du musst nichts hinzufügen, sei einfach ganz und gar. Stimme dich ein auf dein innerstes Wesen.
Sei die Freude.
Jetzt.

Die Übungen im 3. Teil des Buches werden dich dabei ganz mühelos unterstützen.

6. Das Richten der Aufmerksamkeit

Achte auf deine Gedanken, denn sie werden Worte.
Achte auf deine Worte, denn sie werden Handlungen.
Achte auf deine Handlungen,
denn sie werden Gewohnheiten.
Achte auf deine Gewohnheiten,
denn sie werden dein Charakter.
Achte auf deinen Charakter,
denn er wird dein Schicksal.

(aus dem Talmud)

Wohin du deine Aufmerksamkeit lenkst, dorthin fließt deine Lebenskraft.

Die Gedanken zu ändern erscheint oft schwierig, da alte Gedankenmuster sich bereits verselbständigt haben.
Die Aufmerksamkeit auf das, was ist, erschafft nur noch mehr von dem, was ist.
Richte jeden Augenblick neu deine Aufmerksamkeit auf dein wirkliches Sein. Erinnere dich daran, wer du wirklich bist.
Du bist nicht dein Körper – du hast einen Körper.
Du bist nicht dein Verstand – du hast einen Verstand.
Du bist nicht deine Persönlichkeit – du hast eine Persönlichkeit.
Du bist nicht deine Gefühle – du hast Gefühle.
Du bist reines Sein, Bewusstsein.
Erinnere dich an dich selbst, immer wieder:
Ich BIN, war immer und werde immer sein.
Ich bin reine Existenz, ich bin ein ungetrennter Teil des einen Seins – geschaffen nach dem Ebenbild Gottes.
Ich bin Schöpfer.

Ich erinnere mich wieder an meine wahre Identität, nehme mein wahres Sein wieder in Besitz. Und ich richte meine Aufmerksamkeit als Schöpfer auf das, was sein soll.
Die Außenwelt ist nur ein Spiegel.
Mein So-Sein bestimmt, was in meinem Leben in Erscheinung tritt.
Ich segne den Tag und mein Tun in Dankbarkeit.
Stimmt etwas für mich im Außen nicht, schaue ich es mir innen an und ändere es da.
Ich schaffe in mir bewusst die Außenwelt, in der ich leben will.
Fülle, Freude, Gesundheit, Liebe, Wohlstand, Einheit.
Ich entscheide, was ich gerne hätte.
Ich ent-scheide mich und gehe zurück in die Einheit, in der ich immer war.
Ich kehre bewusst in das eine Bewusstsein zurück, indem ich meine Aufmerksamkeit darauf gerichtet halte.
Richte deine Aufmerksamkeit auf das, was du willst, und nimm es geistig in Besitz.
Egal, wie es bisher gelaufen ist. Es ist ohne Bedeutung. Ab jetzt bestimmst du, wie es sein soll. Damit werden Tatsachen unwichtig.
Kurt Tepperwein sagte: „Tatsachen sind Sachen, die jederzeit anders getan werden können."
Wenn Probleme, Krankheit, Leid, Mangel in deinem Leben auftreten, schau es dir an, richte für einige Sekunden deine Aufmerksamkeit darauf. Verdrängen hilft natürlich gar nichts.
Sag: „Danke, das hätte ich gern so", und richte deine Aufmerksamkeit auf das, was du möchtest.
Richte deine Aufmerksamkeit auf Gesundheit, Freude, Erfolg, optimale Gewohnheiten, Liebe, eine erfüllte Partnerschaft, finanzielle Freiheit und auf deine wahre Identität. Und lade diese damit in dein Leben ein.
Halte das Bild : *Ich BIN und habe bereits.*
Segne alles in Dankbarkeit und Freude.
Erfülle dich bewusst mit Freude, Liebe, Fülle, Leichtigkeit, Dankbarkeit, Gesundheit und Wohlstand.
Segne den Tag und dein Tun.

Das, worauf du dein Bewusstsein richtest, dorthin fließt deine Lebenskraft und verwirklicht genau das.
Wie willst du dich fühlen? Wie willst du sein?
Mache dir bewusst, wie du dich fühlen willst – glücklich, gesund...
Spüre, wie es sich anfühlt. Fühle jeden einzelnen Punkt immer wieder bewusst. Fühle diese Gefühle in dir, lass sie in dir sein.

„Indem man seine Aufmerksamkeit nur auf das Beste richtet, umgibt man sich auch mit dem Besten und wird zum Besten.
Die kreative Macht in uns macht uns zu dem Abbild, auf das wir unsere Aufmerksamkeit richten."

(Wattles)

Teil 2: Die Kunst des Jin Shin Jyutsu

„Die Wahrheit ist, dass in jedem von uns die Macht liegt, alles Leid abzulegen und völligen Frieden und Einheit zu erleben – diese wundervolle Schöpfung der perfekten Harmonie zu SEIN – mich selbst zu erkennen."

Mary Burmeister

1. Die Wiederentdeckung eines alten Wissens

Jin Shin Jyutsu ist eine mehrere tausend Jahre alte Kunst zur Harmonisierung der Lebensenergie im Körper. Jeder kennt Jin Shin Jyutsu. Es ist ein uraltes Wissen, das wir bereits in uns tragen: Beim Nachdenken stützen wir unseren Kopf mit den Händen und aktivieren damit intuitiv unsere Gehirnströme. Wenn Kinder am Daumen lutschen, nehmen sie damit automatisch Einfluss auf ihre Magen- und Milzenergie. Wenn wir die Arme verschränken, stärken wir unsere innere Autorität. Das heißt, oft legen wir automatisch unsere Hände auf bestimmte Punkte am Körper und harmonisieren uns dadurch selbst.

Jin Shin Jyutsu ist ein angeborenes Wissen, das in uns schlummert – wir müssen es nur wieder neu entdecken, uns er-innern.

Jiro Murai, der dieses alte Wissen Anfang des 20. Jahrhunderts wieder entdeckt und neu belebt hat, war ein Japaner, und so kam es zu dem japanischen Namen: Jin Shin Jyutsu.

Nachdem er durch Jin Shin Jyutsu von einer lebensbedrohenden Krankheit Heilung erfahren hatte, widmete Jiro Murai den Rest seines Lebens der Erforschung und Entwicklung dieser alten Kunst. Die Einsicht und die Erkenntnisse, die er sowohl aus dem Studium verschiedener Quellen wie z.B. des Kojiki (Buch der alten Dinge) als auch aus persönlichen Erfahrungen gewonnen hatte, vermittelte er Mary Burmeister, die Jin Shin Jyutsu dann Mitte der 50er Jahre in die USA brachte.

Jin Shin Jyutsu heißt wörtlich übersetzt „die Kunst des Schöpfers durch den mitfühlenden Menschen" und ist ein Weg, die Lebensenergie im Körper wieder ins Gleichgewicht zu bringen.

Jin: WISSENDER, mitfühlender Mensch

Shin: Schöpfer

Jyutsu: Kunst

Die Kunst des Schöpfers für den mitfühlenden Menschen.

Die Kunst des Schöpfers für MICH persönlich.

Die Kunst, mich selbst kennen – mir helfen zu lernen.

Auch im Jin Shin Jyutsu geht man davon aus, dass der Gedanke der Ursprung ist. Der Atem trägt die Gedanken durch den Körper, und wenn die Gedanken nicht schöpfungsgerecht sind, entstehen Blockaden, Einstellungen, die den Fluss der Lebensenergie stören und so, je mehr sie sich verfestigen, zu körperlichen und psychischen Symptomen führen.

Gesundheit und Wohlbefinden hängen von der freien und gleichmäßigen Verteilung der Lebensenergie überall im Körper ab.

Jin Shin Jyutsu bringt Ausgeglichenheit in das Energiesystem unseres Körpers, harmonisiert unsere Gedanken und damit auch die Emotionen, fördert dadurch Gesundheit und Wohlbefinden und stärkt die jedem von uns innewohnende Selbstheilungskraft.

Jin Shin Jyutsu arbeitet mit sechsundzwanzig „Sicherheits"- Energieschlössern, die sich innerhalb der Energiebahnen befinden, die Leben in unseren Körper bringen. Werden eine oder mehrere dieser Bahnen blockiert, wird der Energiefluss in der betreffenden Zone unterbrochen und letztlich das gesamte Energieströmungsmuster durcheinander gebracht.

Indem wir die Hände auf bestimmte Energieschlösser legen, können wir uns seelisch, körperlich und geistig wieder ausbalancieren.

Jin Shin Jyutsu kann unser Bewusstsein erweitern und Freude und Vitalität in unser Leben bringen. Jin Shin Jyutsu bringt Harmonie in Körper, Geist und Seele zurück. Ebenso offenbart es einen Weg „mich selbst kennen zu lernen, mir selbst helfen zu lernen“, wie Mary Burmeister es in ihren eigenen Worten ausdrückt.

Jin Shin Jyutsu heißt lernen, sich zu erinnern, das wieder zu entdecken, was wir alle in uns haben: die Schlüssel zur vollkommenen Harmonisierung, zu Freude, Liebe, Gesundheit und Wohlstand.

2. Die Philosophie des Jin Shin Jyutsu

Alles ist in uns.

Paracelsus sagte: „Der Mensch enthält in sich alles Wissen und alle Weisheit, die zur Heilung erforderlich sind.“

Jin Shin Jyutsu ist eine Lebenskunst. Wir müssen nicht mehr Sklaven unserer Lebensumstände sein, keine Opfer mehr, sondern wir können lernen, immer bewusster unser Leben selbst zu gestalten. Dabei geht es im Grunde um eine Veränderung der Wahrnehmung, weg vom Mangel (was stimmt nicht?) hin zur Fülle (was stimmt?).

Jin Shin Jyutsu ist Erneuerung auf allen Ebenen. Gedanken werden Worte und Worte werden Tatsachen.
Nichts, was von außen kommt, kränkt mich, sondern meine eigenen Gedanken und Worte kränken mich (das, was aus mir herauskommt).

Jin Shin Jyutsu ist eine Hilfe, unsere Wahrnehmung und unsere Gedanken zu ändern und damit uns selbst wieder in Harmonie zu bringen.
Jin Shin Jyutsu harmonisiert Energie, harmonisiert Gedanken und Emotionen.
Jin Shin Jyutsu arbeitet auf der nicht-manifestierten Ebene.
Wenn meine Gedanken und Worte klar sind, dann folgt der Körper nach.
Jin Shin Jyutsu **ist** die Schwingung, die mir hilft, immer wieder ins Gleichgewicht zu kommen.

Im Jin Shin Jyutsu sind wir im Augenblick!

Jin Shin Jyutsu ist ein angeborener Teil menschlicher Weisheit.

Jin Shin Jyutsu ist

- **die Kunst des Glücklichseins**
- **die Kunst der Langlebigkeit**
- **die Kunst der Güte**
- **die Kunst des Schöpfers für mich persönlich**

Jin Shin Jyutsu heißt, unsere komplexe Existenz in eine einfache LEBENS-Kunst zu verwandeln.

„Durch **Jin Shin Jyutsu** werden wir uns der Tatsache bewusst, dass wir alles, was wir zu Harmonie und Gleichgewicht (d.h. Einklang mit dem Universum) in Körper, Geist, Seele, Gefühlen und Verdauung brauchen, SELBST besitzen. Dieses Bewusstsein lässt ein Gefühl vollkommenen inneren Friedens, von Gleichmut, Sicherheit und Einheit aufkommen, das mir nichts und niemand nehmen kann. Unsere Ängste, Grundlagen aller Disharmonie, lösen sich eine nach der anderen auf, alle unnötigen Bürden fallen von unseren Schultern ab und machen völliger innerer und äußerer Harmonie Platz. Unser tägliches LEBEN lässt Gefühlen des Wetteiferns und Vergleichens keinen Raum. Nur der gegenwärtige Zustand des SEINS besteht, der unsere „Vergangenheit“ schon mit einschließt und der Grundstein unserer „Zukunft“ ist.“

(Mary Burmeister)

3. Unsere Hände als Starthilfekabel

Beim Jin Shin Jyutsu legen wir die Hände so lange auf bestimmte Punkte am Körper, bis die Lebensenergie wieder ungehindert zu fließen beginnt. Das kann man sogar selbst spüren, wie eine Art Kribbeln, ein inneres Strömen. Deshalb nennt man im Sprachgebrauch Jin Shin Jyutsu einfach auch „Strömen".

Unsere Hände dienen uns also als Starthilfekabel. Festgefahrenes, Verhärtetes löst sich, Einstellungen ändern sich, Gedanken harmonisieren sich. Unser ganzes Sein verändert sich hin zum schöpfungsgerechten Sein.

Wir erinnern uns wieder daran, wer wir in Wirklichkeit sind. Und nicht nur das. Wir werden wieder zu dem, der wir in Wirklichkeit sind, finden mühelos zurück zu unserem natürlichen Sein der Liebe, des Friedens, des Glückes, des Wohlstandes.

> Jin Shin Jyutsu hilft uns, unsere Gedanken zu ändern – nicht mehr so schnell in alte Gedankenmuster zu fallen. Und da Gedanken Gefühle erschaffen, werden sich so auch unsere Gefühle verändern. Die alten, verdrängten Gefühle werden befreit, und wir können sie endlich anschauen und gehen lassen.
>
> „Alle unangenehmen Gefühle, auch solche, die wir lieber nicht fühlen wollen, müssen unser System irgendwann wieder verlassen. Werden sie unterdrückt, brodeln sie in unserem Inneren. Um sie nicht mehr spüren und anschauen zu müssen, lenken wir uns gewöhnlich ab. Wir verdecken sie mit etwas anderem. Das ist oft schon der Anfang eines späteren Leidens oder sogar der Beginn von Depressionen. Die Verdeckung und Überlagerung ist dann schon so weit fortgeschritten, dass wir die Ursache gar nicht mehr kennen."
>
> (Waltraud Riegger-Krause)

Durch das Strömen werden destruktive Glaubenssätze positiv verändert. Damit ändern sich unsere Gefühle immer stärker zu Glück und Wohlbefinden. Und dies wird dann im Außen sichtbar und unsere Lebensumstände werden sich ebenfalls zu Glück und Wohlbefinden verändern.

Die Außenwelt ist ein Spiegel der Innenwelt. Durch Strömen bringe ich meine Innenwelt in Harmonie – und diese Harmonie wird sich – muss sich – dann auch in der Außenwelt spiegeln.

Um uns selbst in Harmonie zu bringen und die Lebensumstände zu erschaffen, die wir uns wünschen, sind zwei Dinge notwendig:

✓ Das Richten der Aufmerksamkeit auf den erwünschten Zustand.

✓ Nichts verdrängen, sondern akzeptieren, Widerstand aufgeben, Gefühle fühlen, bewusst wahrnehmen.

Alles, was ich verändern möchte, muss ich zuerst einmal lieben und annehmen. Altes und Vergangenes wirklich loslassen können wir nur, wenn wir es akzeptieren und da sein lassen, auch wenn das im ersten Moment vielleicht paradox erscheint.

Wenn wir uns strömen, darf Altes, Verdrängtes aus uns herausfließen. Strömen hilft uns, unsere Gefühle anzuschauen – und gehen zu lassen. Und verbunden mit den Affirmationen, mit dem bewussten Richten der Aufmerksamkeit, werden wir immer mehr dessen gewahr, was unser natürliches Erbe ist: Freude, Liebe, Wohlstand, Gesundheit. Und je mehr wir wieder innerlich zu dem werden, desto mehr wird sich auch unser äußeres Leben verändern. Weg von Angst und Mangel hin zu Freude, Liebe und Fülle.

„Alles ist im Atem und in den Fingern."

(Jiro Murai)

4. Die 36 Atemzüge

Eine Grundübung im Jin Shin Jyutsu, die wir täglich anwenden sollten, sind die bewussten 36 Atemzüge. Dabei setzen wir uns aufrecht hin, geben uns selbst eine große Umarmung und sind ganz und gar im Hier und Jetzt. Störenden Gedanken und Gefühlen schenken wir keine Beachtung.

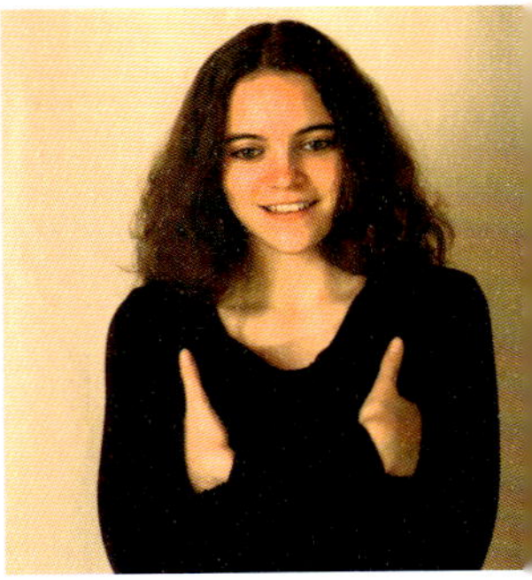

Worauf ich meine Aufmerksamkeit richte, dorthin fließt meine Lebenskraft.
Meine Einstellung ist **Dankbarkeit** für jeden Atemzug (das Leben atmet durch uns).
Im Ausatmen lassen wir los, im Einatmen nehmen wir bewusst den Moment wahr.
Wichtig: Ich harmonisiere mich selbst, wenn ich mich gedanklich nicht mit der Disharmonie beschäftige, sondern mein Bewusstsein auf die Harmonie des Atems lenke.
Unser Einatem ist der Ausatem des Universums, und unser Ausatem ist der Einatem des Universums.

Unser Atem trägt die Gedanken durch den Körper.

Wenn wir die Aufmerksamkeit auf den Atem lenken, sind wir bewusst im Hier und Jetzt.

Der Atem bringt Erneuerung, das ist wichtig für die Zellen. Wissenschaftler stellten fest, dass sich innerhalb von 7 Jahren der Körper einmal komplett erneuert. Neuere Untersuchungen sprechen sogar von nur 12 Monaten. Wie auch immer … Für uns bedeutet das, dass wir tatsächlich die Chance haben, durch die Änderung unserer Gedanken und Einstellungen unseren Körper gesunden zu lassen. Und das können wir weder in der Vergangenheit noch in der Zukunft, sondern nur im Hier und Jetzt.

Wenn wir bewusst atmen, wenn wir bewusst Atmen *geschehen lassen*, sind wir ganz im Hier und Jetzt, jenseits von Zeit und Raum. Mary Burmeister sagte: „Dieser Augenblick ist der einzige Moment in der ganzen Ewigkeit." Und nur in diesem Augenblick findet Wirklichkeit statt. Nur hier können wir unsere Macht nutzen, nur hier können wir unsere Schöpferkraft bewusst wahrnehmen und einsetzen. Hier, in diesem Augenblick. Es ist Gewahrsein. Es ist der Austritt aus Vergangenheit und Zukunft, aus allen Abhängigkeiten und festgefahrenen Glaubensmustern.

Hier und jetzt, in diesem Augenblick, findet Schöpfung statt. Wenn wir uns immer wieder selbst eine große Umarmung geben, das Leben durch uns atmen lassen und keine Widerstände entgegensetzen, dann geschieht Heilung. Dann werden wir zu dem, der wir in Wirklichkeit sind.

Die Übung der 36 bewussten Atemzüge hilft uns, auf allen Ebenen loszulassen und ganz und gar bei uns selbst anzukommen.

Im Praxisteil wird diese Übung noch näher beschrieben.

5. Die Bedeutung der Finger

In jedem unserer Finger beginnen und enden mehrere Energieströme, die mit dem gesamten übrigen Körper verbunden sind. Das Halten der Finger beeinflusst Denken und Bewusstsein.

Wenn sich die Lebensenergie ohne Hindernisse durch uns hindurchbewegt, befinden wir uns in vollkommener Harmonie. Blockaden – die zu körperlicher, geistiger und seelischer Disharmonie führen – werden durch *Einstellungen* geschaffen. Es gibt 5 grundlegende Einstellungen: Sorge, Angst, Wut, Trauer und Bemühung. Alle Einstellungen entstehen aus Angst (Angst = falsche Beweise, die wahr erscheinen).

> Angst ist die größte Blockade
> im Energiefluss.

Die Ursache meiner Einstellungen ist nie im Außen, sondern immer in meinen Gedanken.

Mangel im Äußeren ist nur ein Ausdruck von Mangel im Inneren. In mir ist der Mangel, nicht in der äußeren Welt.

Jeder Finger steht für eine bestimmte Einstellung oder Emotion, und durch Halten der Finger können wir unsere Einstellungen wieder harmonisieren.

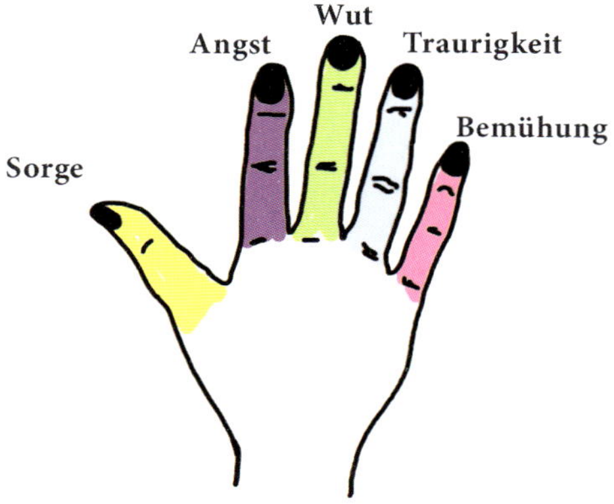

Der **Daumen** harmonisiert die Einstellung Sorge – aus Sorge entsteht wieder der natürliche Zustand **Vertrauen** und **innere Gewissheit.**

Der **Zeigefinger** harmonisiert die Einstellung Angst – aus Angst entsteht **Liebe.**

Der **Mittelfinger** harmonisiert die Einstellung Wut – aus Wut wird nun **Verständnis** und **innerer Friede.**

Harmonisiere ich meinen Ärger (z.B. durch Halten des Mittelfingers), harmonisiere ich zugleich den Ärger der anderen.

Der **Ringfinger** harmonisiert die Emotion Trauer – aus Trauer wird **Akzeptanz und innere Freude.**

Symptome verschwinden so schnell, wie unser Denken sich ändert.

Der **kleine Finger** harmonisiert die Einstellung Bemühung; je mehr wir uns bemühen, umso weniger erfolgreich sind wir. Aus Bemühung wird **Leichtigkeit, Mühelosigkeit** und **Geduld.**

Fingerhalten harmonisiert ein ganz breites Spektrum, jeder Teil des Fingers hat eine Wirkung auf Funktionen im Gehirn. Jeder Finger ist mit bestimmten Energiebahnen verbunden und steht dadurch in direkter Beziehung zu unseren Organen und zu den verschiedenen Körperfunktionen. Wenn wir die Finger halten, aktivieren wir unser Gehirn und bringen den ganzen Körper in Harmonie.

Finger halten erhöht die Schwingung und ändert das Denken.

Wir halten jeden Finger so lange, bis wir ein rhythmisches Pulsieren spüren, das dauert etwa 3 bis 10 Minuten.

Weitere Zusammenhänge zwischen den Fingern und körperlichen und psychischen Symptomen:

DAUMEN HALTEN:

Einstellung: **Sorge** **Magen-Milz-Energie**

- ◊ hilft mir, mit dem Herzen zu denken
- ◊ klärt und harmonisiert von Kopf bis Fuß
- ◊ hilft mir, wenn ich geliebt werden möchte
- ◊ hilft mir, meine Liebesfähigkeit zu entwickeln, mich selbst und andere zu lieben
- ◊ bei Minderwertigkeitskomplexen
- ◊ bringt das Denken ins Gleichgewicht (für Menschen, die zu viel denken)
- ◊ „Scheibenwischer für den Kopf"
- ◊ für geistige und emotionale Klarheit
- ◊ wenn ich zu nah am Wasser gebaut habe
- ◊ wenn ich nicht gut Grenzen ziehen kann
- ◊ wenn Kinder viel jammern
- ◊ bei geringer Frustrationstoleranz
- ◊ bei Mangeldenken, bei Gier, Neid, Angst, zu kurz zu kommen, Angst, nicht genug geliebt zu werden

- bei Alpträumen und Träumen allgemein
- bei Tagträumen, sehr verträumten Kindern, wenn sie nicht reagieren, wenn man sie anspricht
- für sehr schweigsame Menschen, Menschen, die gar nicht reden
- für Menschen, die viel reden
- bei allem, was mit Nase, Mund, Ohren, Kieferngelenk, Zähnen, Zahnfleisch zu tun hat
- um die Süße aus dem Körper zu nehmen (wenn man viel Süßes isst)
- die Haut bekommt einen anderen Glanz
- glättet die Haut, nimmt die Falten aus dem Gesicht
- bei allem, was mit der Hautoberfläche zu tun hat
- bei allem, was mit Verdauung zu tun hat
- wenn ich etwas nicht schlucken kann oder will
- bei allem, was mit dem Bauch zu tun hat
- bei frühzeitigem Ergrauen der Haare
- bei Haarausfall
- für den Hormonhaushalt
- bei Schlafstörungen

ZEIGEFINGER HALTEN:

Einstellung : Angst **Nieren-Blasen-Energie**

- hilft mir, immer wieder ins Gleichgewicht zu kommen, macht mir den Rücken frei
- hilft, Ängste abzubauen
- bei Angst, nicht gut genug zu sein, nicht genug zu haben
- nimmt den Schmerz aus dem Körper (Schmerz = festgehaltene Angst)

- wenn ich zu sehr in Vergangenheit oder Zukunft lebe
- wenn ich mit der Vergangenheit gar nichts zu tun haben will
- bei Schuldzuweisung, wenn ich schnell eine Ausrede finde
- bei Arroganz (kurzer Nacken, Nase nach oben)
- macht den Kopf frei und den Rücken (fließt durch den ganzen Körper)
- wenn Kinder ständig „was“ sagen
- bei Beschwerden und Druck im Kopf, oben auf dem Kopf, im Nacken
- bei Zähneknirschen
- bei Spannungen in Rücken, Hüfte, Oberschenkel, Knie, Wade
- für Hals, Nacken, Rücken
- für Zivilcourage
- bei Ängsten und Unsicherheiten, Depression und Süchten
- fördert die Willenskraft (Urwille zum Leben)
- bei allem, was mit Gefäßwänden zu tun hat (z.B. Verhärtungen von Arterien- und Venenwänden)

MITTELFINGER HALTEN:

Einstellung: Wut, Ärger **Leber-Galle-Energie**

- bei Besserwisserei, „ja, aber“, „Rumpelstilzchen“
- bei Machtspielen
- harmonisiert das Denken
- wenn ich mich selbst nicht liebe
- wenn ich mich und andere immer kontrolliere
- für Menschen, die viel anfangen, aber nicht weitermachen
- wenn ich leicht gereizt, schnell genervt bin
- für Hüfte, Becken, Iliosakralgelenk, Brustkorb, Rücken

◊ bei allem, was mit Gelenken zu tun hat

◊ für Workaholics (Arbeit aus Mangel, Angst, zu viele Ideen, Impulse, liebt Stress)

RINGFINGER HALTEN:

Einstellung: Trauer, Traurigkeit **Lunge-Dickdarm-Energie**

◊ hilft, loszulassen auf allen Ebenen

◊ hilft, klar zu denken

◊ wenn ich mehr Lebenskraft brauche

◊ wenn ich viel vergleiche

◊ wenn ich etwas festhalten will

◊ bei Intrigieren (es selbst tun oder immer wieder „Opfer" davon sein)

◊ bei Selbstmitleid, immer traurig sein (z.B. wenn ich etwas nicht bekommen kann)

◊ bei Schuldgefühlen

◊ wenn mir die Luft wegbleibt (auch, wenn ich nicht weiß, wie ich reagieren soll)

◊ für Menschen mit ganz leiser Stimme

◊ bei ständigem Jammern

◊ wenn ich leicht verletzt bin, extrem empfindlich bin

◊ bei negativem Denken

◊ hilft mir, vergeben zu können

◊ bei allem, was mit der Lunge zu tun hat

◊ bei allem, was mit den Armen zu tun hat

◊ bei allem, was mit der Stimme zu tun hat

◊ bei Husten, Stauungen im Brustkorb

◊ wenn ich meinen Körper nicht annehmen kann

◊ wenn etwas nicht dem Alter gemäß ist (z.B. Stimme)

◊ bei Quengeln, Jammern (z.B. bei Kindern)

◊ bei allem, was mir unter die Haut geht (Stiche, Sticheleien…)

KLEINEN FINGER HALTEN:

Einstellung: Bemühung, Verstellung **Herz-Dünndarm-Energie**

◊ bei zu wenig Willenskraft

◊ für Menschen, die sich für nichts begeistern können

◊ hilft mir, aus dem Herzen zu leben

◊ bringt Freude und Enthusiasmus ins Leben

◊ für Mühelosigkeit, Gelassenheit, Heiterkeit

◊ für einen klaren Geist

◊ für die Konzentration

◊ wenn ich nicht schlafen kann (wenn ich hellwach im Bett sitze)

◊ bei Kindern, die abends viel getobt haben und nicht einschlafen können: kleinen Zeh und kleinen Finger halten

◊ bei viel Stress

◊ bei Vergesslichkeit

◊ bei zu viel Bemühung, Stottern

◊ hilft mir, Zusammenhänge zu durchschauen (und danach zu handeln), unterscheiden zu können.

◊ bei zu viel Analysieren: Wenn ich zu viel analysiere, weiß das Herz nicht mehr, was es will, und die Milz nicht mehr, was sie fühlt.

◊ bei zu viel Perfektion

◊ wenn ich den anderen immer dazu bringe, das zu tun, was ich will

◊ wenn ich immer wieder etwas tue, das ich nicht will

◊ für harte, diktatorische Menschen

◊ bei allem, was mit Ohren und Hören zu tun hat, auch: nicht hören wollen oder sich zu sehr bemühen, zu hören (z.B. bei alten Menschen)

◊ bei Beschwerden im Nacken, Kinn, Schulter, Oberarm, Ellbogen

◊ bei Hartnäckigkeit („ich will aber…")

6. Der Hauptzentralstrom

Der Hauptzentralstrom ist der Energiestrom, der uns direkt mit der Lebensquelle verbindet. Er wirkt im Universum und auch in jedem von uns. Er ist unsere Verbindung zur universellen Energie. Er fließt an der Körpervorderseite hinunter und an der Körperrückseite wieder hinauf. Der Zentralstrom ist unsere Energiequelle, es ist die göttliche Energie, die bis in die Materie reicht. Man nennt diesen Strom auch den „großen Lebensatem". Jiro Murai nannte ihn „die göttliche Gegenwart im ehrwürdigen Mittelpunkt des Universums". Diese Energie fließt immer durch uns, sie kann nie zerstört werden. Doch unsere Gedanken und Einstellungen, unsere Lebens- und Denkgewohnheiten, die nicht schöpfungsgerecht sind, können den Energiefluss behindern. Wir können diesen Energiestrom unterstützen, indem wir die Hände auf bestimmte Punkte unseres Körpers legen. Damit harmonisieren wir uns von Grund auf, Ängste lösen sich auf, wir spüren wieder die Verbindung zu unserer Lebensquelle, Widerstände lösen sich, wir kommen wieder in Fluss.

Das Strömen des Hauptzentralstromes besteht aus sieben Schritten, die im Folgenden kurz dargestellt werden. Im Praxisteil wird die Anwendung noch ausführlicher beschrieben.

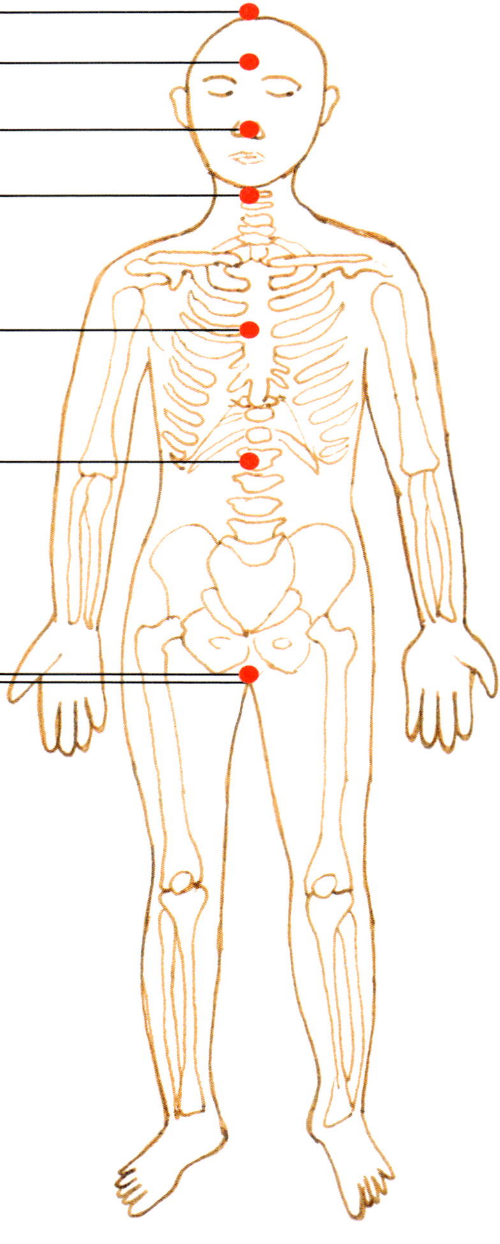
rechte Hand
Kopfmitte 1-6
linke Hand
1 Stirn
2 Nase
3 Hals
4 Mitte Brustbein
5 oberhalb Nabel
6 Schambein
rechte Hand
7 Steißbein

Bei Schritt 1 bis 6 bleibt die rechte Hand auf der Kopfmitte, während die linke Hand auf die verschiedenen Punkte wechselt. Bei Schritt 7 wechselt die rechte Hand auf das Steißbein, während die linke auf dem Schambein bleibt.

Man hält jeden Punkt so lange, bis man das harmonische, rhythmische Fließen spürt. Solltest du nichts spüren, halte jeden Punkt ungefähr 3 bis 5 Minuten. Aber denke daran, Jin Shin Jyutsu ist eine Kunst, und du bist der Künstler, du kannst also selbst entscheiden.

SCHRITT 1:

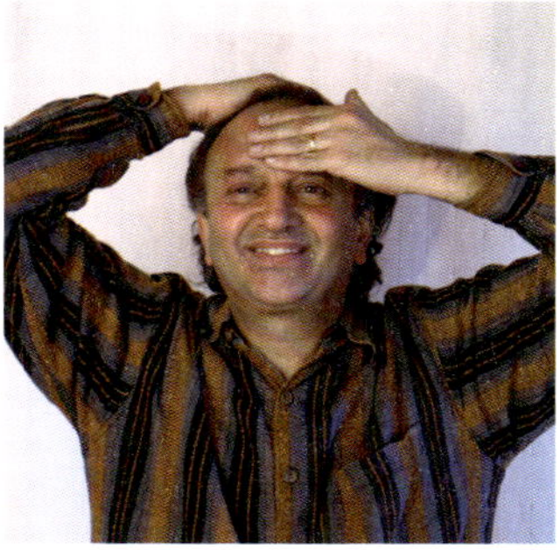

Die rechte Hand liegt auf der oberen Mitte des Kopfes und die linke Hand auf der Mitte der Stirn zwischen den Augenbrauen.
Dieser Griff harmonisiert die Gedanken und regt die Gedächtnis- und Gehirnfunktionen an, harmonisiert die Zirbeldrüse und die Hirnanhangsdrüse, beugt Senilität und Alzheimer vor und kontrolliert den Blutdruck.

SCHRITT 2:

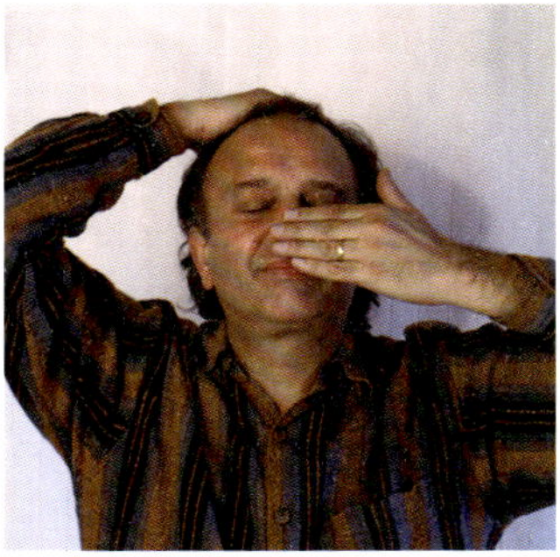

Die linke Hand liegt auf der Nasenspitze.
Dieser Griff wirkt vor allem harmonisierend auf die obere Körperhälfte, befreit von Spannungen im Beckengürtel und harmonisiert die Fortpflanzungsorgane. Er hilft uns klarer zu sehen und neue Sichtweisen zu bekommen.

SCHRITT 3:

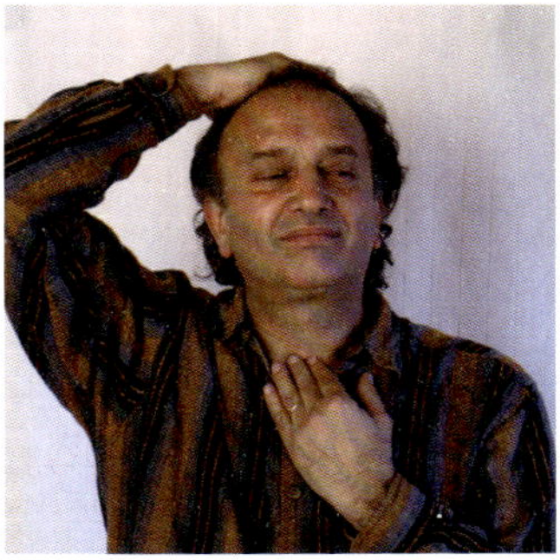

Die linke Hand liegt am Halsgrübchen, am oberen Ende des Brustbeins.
Dieser Griff belebt die Schilddrüse und Nebenschilddrüse. Außerdem wird damit der Stoffwechsel belebt.Der Calcium- und Magnesiumhaushalt wird reguliert. Dieser Griff führt zu geistiger Ausgeglichenheit und hilft uns im positiven Sinne anzupassen, Widerstand aufzugeben (liebevolle Akzeptanz).

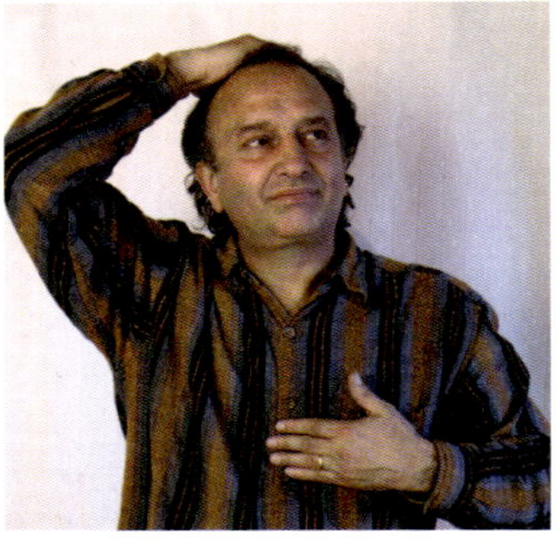

SCHRITT 4:

Die linke Hand liegt auf der Mitte des Brustbeins. Dieser Griff wirkt auf die Thymusdrüse, stärkt und belebt das Immunsystem. Er unterstützt die Atmung, hilft uns, Schuldgefühle loszulassen, verhilft uns zu geistigem Wachstum und hilft uns, unser Herz zu öffnen.

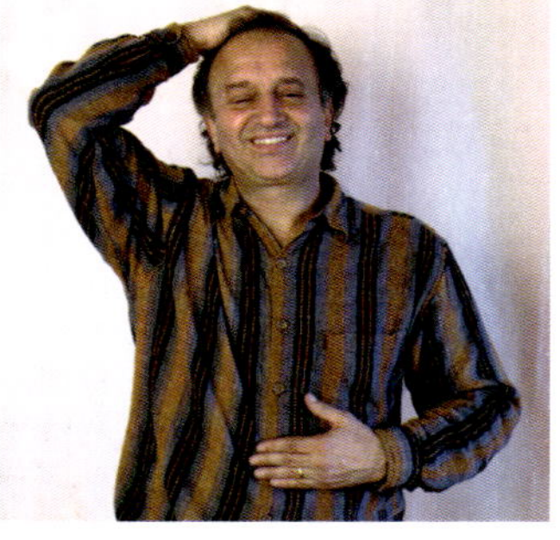

SCHRITT 5:

Die linke Hand liegt ca. zwei fingerbreit oberhalb des Bauchnabels im Bereich des Solarplexus (Sonnengeflecht).

Dieser Griff belebt und stärkt den Bauchraum und das Immunsystem im Darm. Er hilft uns zu entspannen, Stress abzubauen. Er reinigt und belebt das Sonnengeflecht und stärkt Magen und Milz, Nieren und Pankreas. Er wirkt positiv auf unser Nervensystem und auf das Herz- und Kreislaufsystem, hilft uns, authentisch zu sein.

SCHRITT 6:

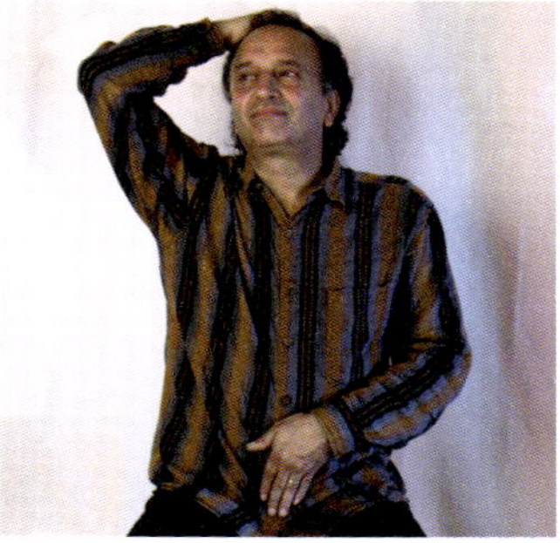

Die linke Hand liegt auf dem Schambein.
Dieser Griff stärkt Wirbelsäule und Bandscheiben und reguliert die Fortpflanzungsorgane. Außerdem werden Spannungen im Unterbauch und in den Beinen gelöst. Dieser Schritt gibt uns geistigen Frieden und tiefe Sicherheit und Vertrauen ins Leben und regt unsere schöpferische Kreativität an.

SCHRITT 7:

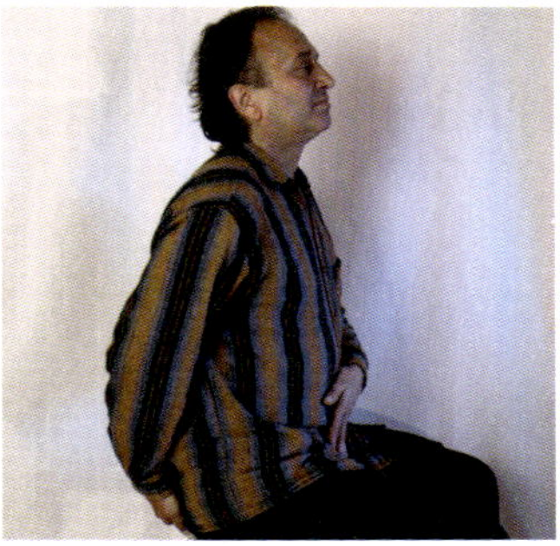

Die linke Hand bleibt auf dem Schambein und die rechte Hand geht auf das Steißbein.
Dieser Griff hilft der Durchblutung in Beinen und Füßen und harmonisiert von Kopf bis Fuß (und umgekehrt). Er harmonisiert Chaos, die Gedanken ordnen sich, und ich erinnere mich, dass die Lösung für jedes Problem in mir selbst liegt.

7. Die 26 Sicherheitsenergieschlösser

Die Sicherheitsenergieschlösser (SES) sind ein „Frühwarnsystem" unseres Körpers, das uns zeigt, wenn bestimmte Teile unseres Systems überlastet und wo Blockaden entstanden sind. Auf jeder Körperseite befinden sich 26 Energieschlösser. Sie fungieren als Stromkreisunterbrecher, um den Körper zu schützen, wenn der Fluss der Lebensenergie blockiert ist. Verschließt sich ein SES, manifestiert sich ein Symptom im entsprechenden Körperteil (= Alarmsignal und Hinweis auf die Quelle des Ungleichgewichts).

Jedes der 26 Sicherheitsenergieschlösser steht für eine Stelle, an der Energie in hochkonzentrierter Form vorliegt; es sind auch Orte von hoher Leitfähigkeit. Jedes Energieschloss hat einen Durchmesser von ungefähr 7 Zentimetern. Die SES werden auch „Schlüssel zum Königreich" genannt, weil sie den Fluss der Lebensenergie in Körper, Geist und Seele „aufschließen". Sind die Energieschlösser offen, strömt die Energie gleichmäßig durch unser Wesen. Ist ein Energieschloss blockiert, kann der Energiestrom nicht mehr harmonisch fließen.

> „Und auch wenn noch so viele Sicherheitsenergieschlösser verschlossen sind, schlägt im Inneren unseres Wesens ein leiser Puls vollkommener Harmonie, der nicht zerstört werden kann. Die Zahl und die Bedeutung des Schlüssels für das jeweilige Schloss geben uns einen Hinweis auf die Geschichte hinter dem Schmerz."
>
> (Waltraud Riegger-Krause)

Jede Zahl der Energieschlösser erzählt über einen Aspekt meiner Persönlichkeit, etwas über die Schwingungen in mir.

Zahlen erzählen. Jede Zahl drückt eine Schwingung aus. Zahlen bieten uns eine Möglichkeit, unseren Lebensweg zu verstehen, in die Eigenverantwortung zu gehen und unsere innere Freiheit zu ent-wickeln.

Im Folgenden werden die 26 Sicherheitsenergieschlösser beschrieben und die Wirkung der Harmonisierung bei emotionalen und körperlichen Symptomen dargestellt.

Indem wir unsere Hände auf die blockierten Energieschlösser legen, lösen wir die gestaute Energie und bringen die Lebensenergie im Körper wieder ins Gleichgewicht.

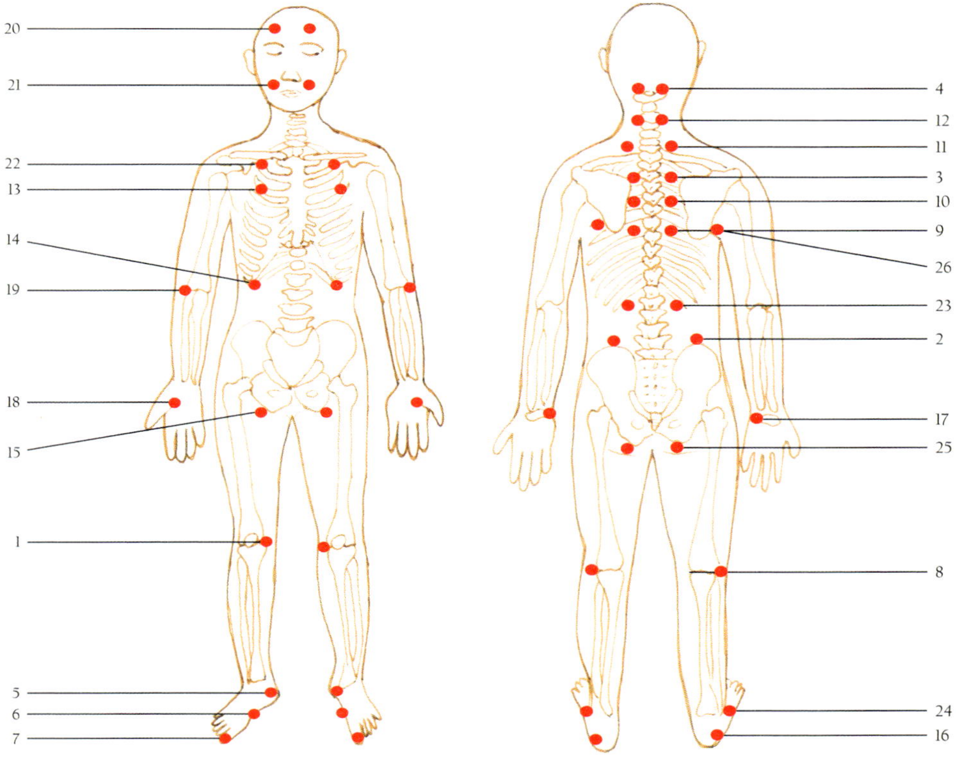

Halte jedes Energieschloss so lange, bis du ein gleichmäßiges Fließen spürst. Wenn du anfangs nichts spürst oder dir nicht sicher bist, halte jeden Griff ca. 5-15 Minuten.

Jedem Energieschloss ist ein Finger zugeordnet. Wenn dir ein Griff zu unbequem erscheint, kannst du dir auch einfach den jeweiligen Finger halten. Auch hier wird wieder die Bedeutung der Finger deutlich.

Im Praxisteil wird die Harmonisierung der einzelnen Sicherheitsenergieschlösser noch einmal aufgegriffen und mit Affirmationen unterlegt.

Sicherheitsenergieschloss 1

Bedeutung: SES 1 erzählt von Einheit, es existiert noch keine Trennung, in der 1 ist alles enthalten. Die 1 ist der Urbeweger (der Gedanke), die Zahl des Himmels, des Geistes. SES 1 erzählt von Bewegung, Veränderung. Die 1 nennt man auch „die Zahl des kosmischen Herzens“, sie drückt das Göttliche in jedem Menschen aus.

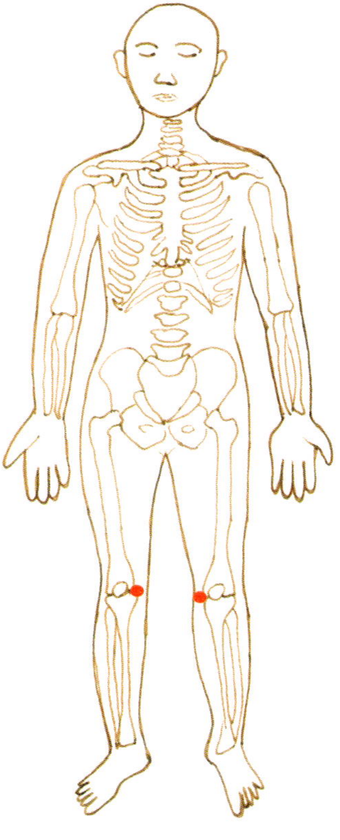

Lage: SES 1 befindet sich jeweils auf der Innenseite des Knies.

Wirkung:

◊ zieht die Energie aus dem Kopf durch den Brustkorb und den Bauch in die Füße, hilft, erst mal „durchatmen“ zu können

◊ macht den Kopf frei

◊ bringt alles in Bewegung und ins Gleichgewicht

◊ hilft dem Ausatmen, Loslassen

◊ für Veränderung, Bewegung, Weitergehen

◊ vermittelt innere Stabilität

◊ hilft bei Konkurrenzdenken, Angst, andere sind besser, Angst, nicht gut genug zu sein

◊ hilft mir, meine Fähigkeiten auszudrücken

- ◊ stärkt das Selbstbewusstsein
- ◊ hilft, wenn wir feststecken, z.B. in Gedanken
- ◊ hilft, in die Handlung zu kommen
- ◊ hilft, mir meiner selbst bewusst zu werden
- ◊ hilft beim Verschlucken, wenn etwas im Hals stecken bleibt (Gräte) – wenn sich etwas bewegen muss
- ◊ hilft der Atmung, fördert eine tiefere und leichtere Atmung
- ◊ stärkt die Lunge
- ◊ SES 1 ist Ausatmen – der Atem ist der letztendliche Heiler!
- ◊ ist zuständig für die Haut
- ◊ hilft bei allem, was mit Bewegung zu tun hat (z.B. Arthrose, steifes Knie)
- ◊ hilft bei allen Bauchproblemen (z.B. Blähungen), Unterleibsbeschwerden
- ◊ hilft bei Menstruationsbeschwerden
- ◊ hilft bei Babys, die viel spucken (beim Füttern schon eine Hand an 1)
- ◊ hilft bei Übelkeit, unstillbarem Erbrechen
- ◊ hilft bei Kopfschmerzen
- ◊ hilft, wenn etwas schnell aus dem Körper heraus muss (z.B. Berührung mit Feuerqualle, Schlangenbiss)

Zugehöriger Finger: Daumen

Harmonisieren von SES 1:

Lege die linke Hand auf die rechte 1, die rechte Hand auf die linke 1 (halte über Kreuz die Innenseiten deiner Knie).

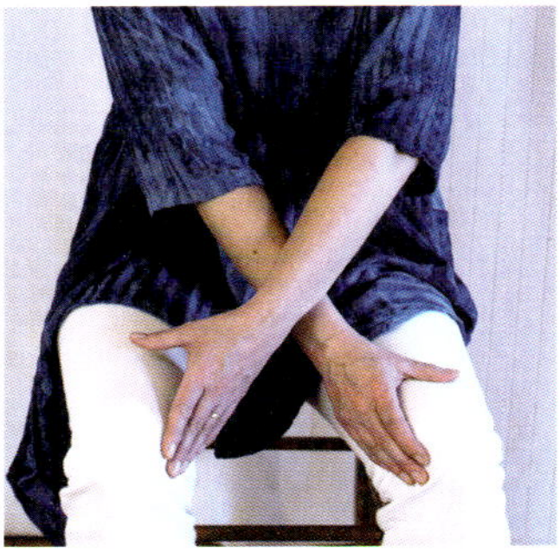

Sicherheitsenergieschloss 2

Bedeutung: Einatmen – Empfangen – Empfängnis – Aufrichten – Erkenntnis – Weisheit – Lebenskraft

Je mehr ich erkenne, desto aufrechter kann ich durchs Leben gehen.

Lage: SES 2 befindet sich am Rücken, am oberen Beckenrand.

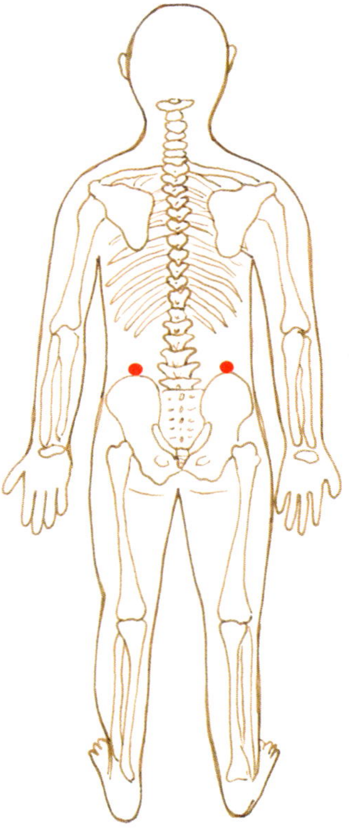

Wirkung:

◊ hilft mir, mich wieder mit der ursprünglichen Weisheit und dem Sinn des Lebens zu verbinden

◊ hilft für mehr Struktur im Leben

◊ hilft bei Unreife („könnte mal erwachsen werden")

◊ hilft für gesunden Menschenverstand

◊ hilft, absichtslos zu sein, mehr zu vertrauen

◊ hilft für Klarheit im Denken

◊ hilft bei Verzweiflung, Urteilen, Konkurrenz

◊ hilft bei Spannung und Stress

◊ hilft, wenn ich mich oft zurückgesetzt fühle

◊ hilft bei Zweifeln

◊ hilft bei Melancholie

◊ hilft, wenn ich oft schwindle oder viel angeschwindelt werde

◊ hilft bei Schwindel

◊ hilft dem allgemeinen Wohlgefühl

◊ gibt neue Lebenskraft (bei Erschöpfung)
◊ stärkt den Rücken
◊ hilft bei allem, was mit Atem, Beinen und Becken zu tun hat
◊ bringt Verdauung und Atmung ins Gleichgewicht
◊ hilft bei Müdigkeit, Schlaflosigkeit
◊ hilft bei allem, was mit den Geschlechtsorganen zu tun hat
◊ hilft bei allen Arten von Behinderungen
◊ ist für einen aufrechten Gang
◊ ist der „Chiropraktiker“: für alles, was mit dem Skelett zu tun hat
◊ hilft bei Beckenschiefstand; harmonisiert die beiden Beckenschaufeln
◊ bei zu hohem und zu niedrigem Blutdruck

Zugehöriger Finger: Ringfinger

Harmonisieren von SES 2:
Lege die linke Hand an den oberen Rand des linken Hüftknochens, die rechte Hand an den oberen Rand des rechten Hüftknochens.

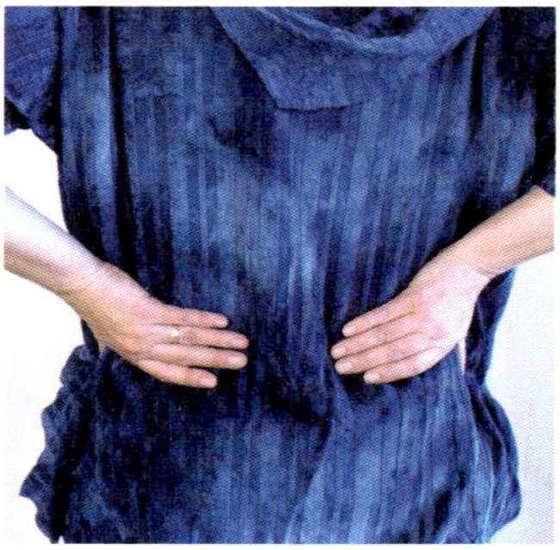

Sicherheitsenergieschloss 3

Bedeutung: zum Wesentlichen kommen, zur Mitte kommen, Einheit, in die Handlung kommen. Die 3 ist die Tür, die aufschwingt, um Spannungen zu entladen, und die dann wieder zurückschwingt, um gereinigte Energie zu empfangen.

Lage: SES 3 befindet sich am Rücken, an der rechten und linken oberen Ecke der Schulterblätter links und rechts von der Wirbelsäule.

Wirkung:
Knalle ich die Tür zu, können Viren und Bakterien nicht mehr aus dem Körper raus.

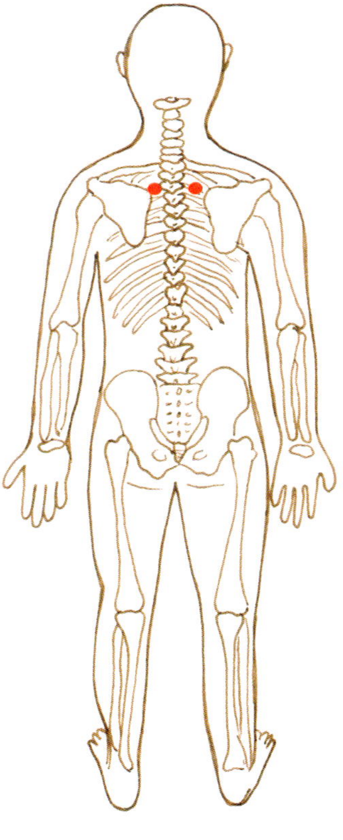

◊ ist natürliches Antibiotikum
◊ ist der Atemspezialist: bringt Rhythmus, Bewegung, Kontinuität, Transformation
◊ hilft, wenn ich nicht weiß, wie ich in die Handlung kommen soll
◊ ist wichtig zur Harmonisierung der Einstellungen
◊ hilft beim Loslassen von Zweifeln und Erwartungen
◊ bringt Rhythmus
◊ hilft bei Stress (wenn wir im Stress sind, atmen wir nicht mehr rhythmisch)
◊ hilft, Spannungen zu entladen
◊ hilft bei Sprachproblemen, z.B. Stottern
◊ ist gut für Stimmbänder, Polypen an den Stimmbändern, für Redner, Sänger
◊ hilft bei steifem Hals, „Zug“
◊ ist für die Ellbogen, Tennisellbogen
◊ ist für Schultern, Arme, Beine, Finger, Zehen, Füße

- ◊ hilft bei Karpaltunnelsyndrom
- ◊ hilft bei Stauungen in Leiste und Füßen
- ◊ hilft bei beginnender Erkältung: SES 3 und alle Finger halten
- ◊ hilft bei Infektionen
- ◊ hilft bei Halsschmerzen, Angina
- ◊ ist zur Stärkung des Immunsystems
- ◊ hilft bei Allergien
- ◊ hilft bei Beschwerden im Becken
- ◊ hilft bei Fieber

Zugehöriger Finger: Mittelfinger

Harmonisieren von SES 3:
Lege die linke Hand auf die rechte 3 (auf die Schulter zwischen dem oberen Ende des Schulterblattes und der Wirbelsäule), die rechte Hand in die rechte Leiste (SES 15).

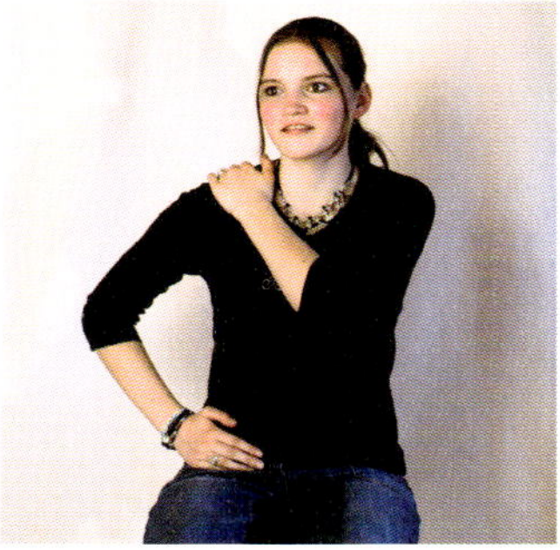

Dann umgekehrt:
rechte Hand auf linke 3, linke Hand in linke Leiste.

Sicherheitsenergieschloss 4

Bedeutung: Zahl der Erde, Materie, Verbindung zwischen Geist und Materie, „das Fenster“ zum Himmel, lässt das Licht des Wissens und den lebensspendenden Atem herein

Lage: SES 4 befindet sich im Nacken an der Schädelbasis.

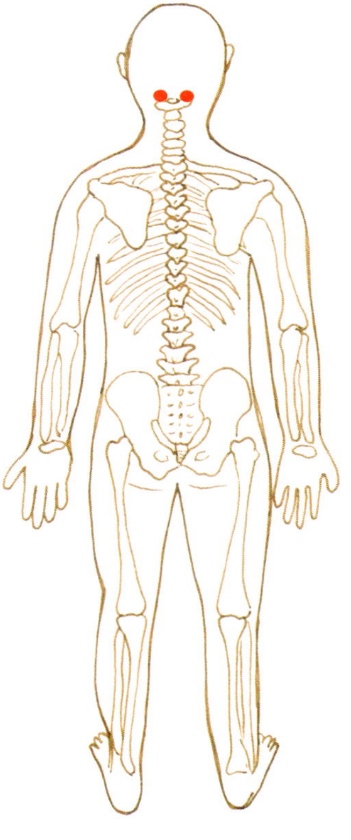

Wirkung:

◊ ist SES 4 in Disharmonie, sieht man das Licht nicht mehr

◊ ist für Vertrauen ins Leben, Urvertrauen

◊ hilft bei Ängsten, hilft, Urvertrauen wiederherzustellen (Angst ist die größte Blockade im Fluss von Energie)

◊ hilft bei Depressionen

◊ hilft, wenn Neugeborene nicht atmen (in der 4 sitzt das Atemzentrum)

◊ hilft bei der Geburt: SES 4 halten: Kind wird mit viel mehr Urvertrauen geboren

◊ ist hilfreich für Kinder und Erwachsene, die nicht richtig hier sind, in einer Traumwelt leben, sehr vergesslich sind

◊ hilft, mich selbst kennen zu lernen

◊ hilft, eine Vision zu haben

◊ hilft, eine neue Sichtweise zu bekommen

◊ hilft den Augen (bei allen Arten von Augenproblemen, Überanstrengung, Sehschwächen, Augenkrankheiten…)

◊ hilft abschalten, wenn ich nicht einschlafen kann

- hilft bei Legastenie, Dyskalkulie: verwebt die rechte und die linke Gehirnhälfte
- hilft bei Hyperaktivität
- hilft bei Bewusstlosigkeit
- ist zuständig für die Muskulatur
- hilft der ganzen Brustebene
- hilft bei Halsschmerzen, Halstrockenheit, Mandelentzündung
- hilft bei Ohrenschmerzen
- hilft bei Nebenhöhlenentzündung
- hilft bei Nackenverspannung, Schwindel, Kopfschmerzen
- hilft bei Knieproblemen
- hilft bei Herzbeschwerden
- hilft bei Schlaflosigkeit

Zugehöriger Finger: Ringfinger

Harmonisieren von SES 4:
Halte beide SES 4 gleichzeitig.

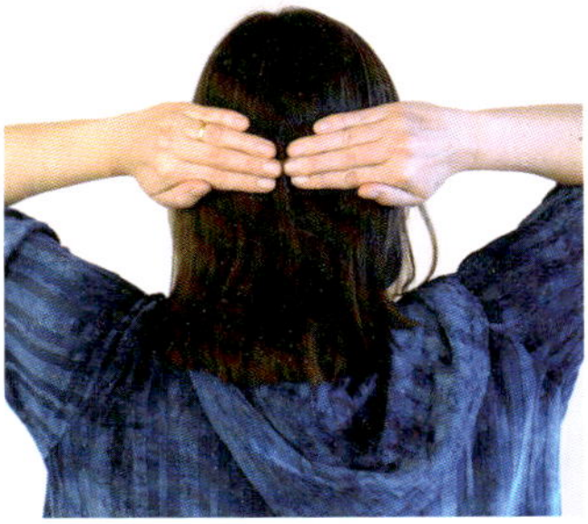

Oder lege die rechte Hand auf die linke 4 und die linke Hand unter den rechten Wangenknochen (SES 21).

Und umgekehrt: linke Hand auf rechte 4, rechte Hand unter linken Wangenknochen.

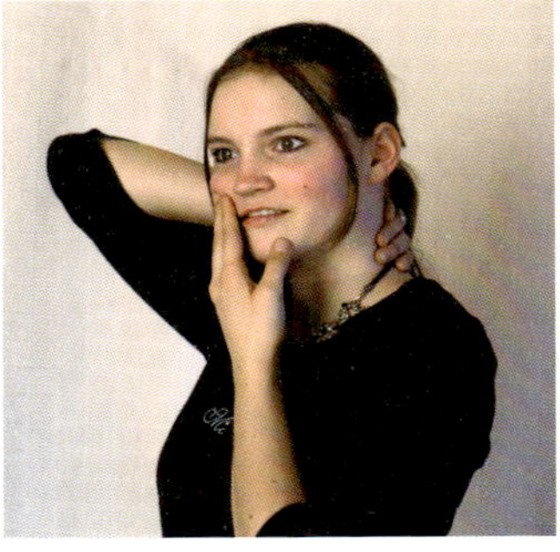

Sicherheitsenergieschloss 5

Bedeutung: Zahl des Kindes, Zahl des Menschen, mich über die Begrenztheit meiner 5 Sinne erheben, Erneuerung, Altes loslassen – Neues annehmen

Lage: SES 5 befindet sich auf der Innenseite des Fußgelenks zwischen Knöchel und Ferse.

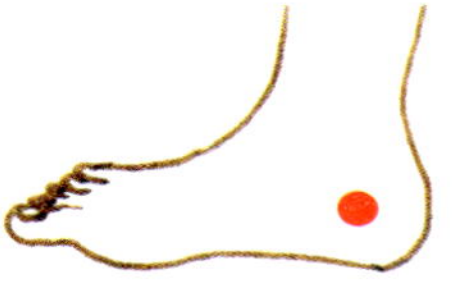

rechter Fuß

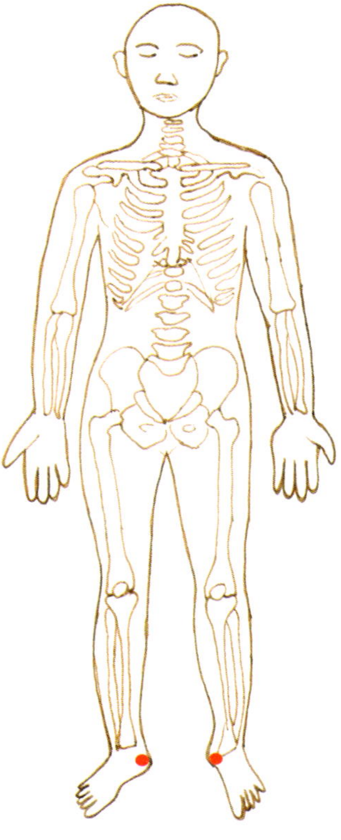

Wirkung:

◊ befreit mich von allen Fesseln, die mich in der Vergangenheit zurückgehalten haben

◊ hilft uns, Begrenzungen aufzulösen

◊ ist unser persönlicher Psychologe

◊ nimmt Ängste und Unsicherheiten

◊ hilft bei Asthma und Atembeschwerden

◊ hilft bei Verdauungsstörungen

◊ hilft bei Hörstörungen, Tinnitus, Mittelohrentzündungen (5+16)

◊ hilft bei Stauung im Brustraum, voller Brustkorb – öffnet den Brustkorb

◊ hilft bei Spannung, Stress in Rücken und Hüfte

◊ ist wichtig für die Fortpflanzungsorgane, Eierstöcke, Prostata, Fruchtbarkeit

◊ ist wichtig für die Schwangerschaft: versorgt den Uterus mit Energie

◊ stärkt die Ohren

Zugehöriger Finger: Zeigefinger

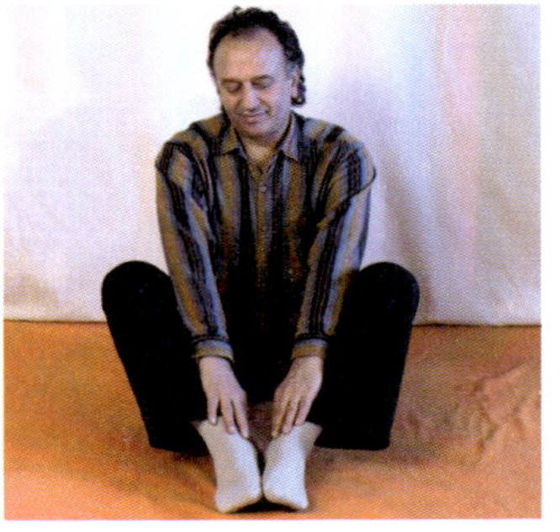

Harmonisieren von SES 5:
Halte beide SES 5 gleichzeitig.

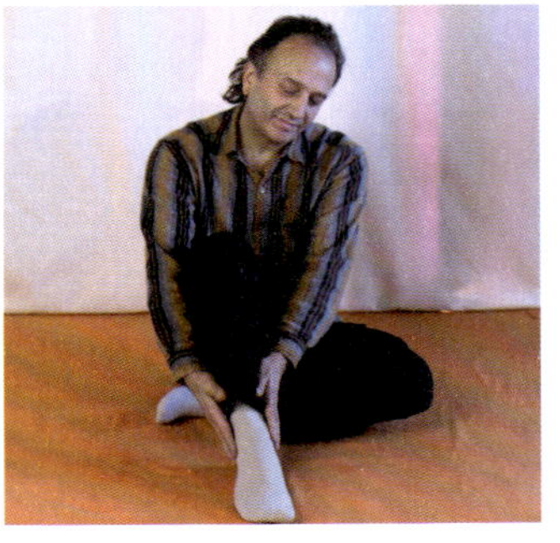

Oder lege die linke Hand an die rechte 5, die rechte Hand an die rechte 16.

Und umgekehrt: rechte Hand an linke 5, linke Hand an linke 16.

Sicherheitsenergieschloss 6

Bedeutung: mein Ursprung, hat auch etwas mit Geschlecht zu tun, Gleichgewicht, Balance, Unterscheidungsfähigkeit, der Mensch, der wirklich Spiritualität entwickelt

Lage: SES 6 befindet sich am Fußgewölbe auf der Innenseite des Fußes.

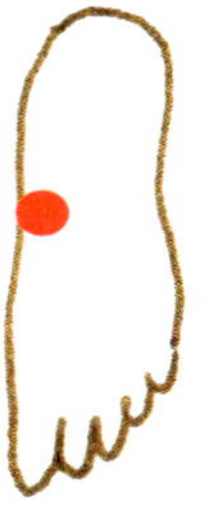

rechte Sohle

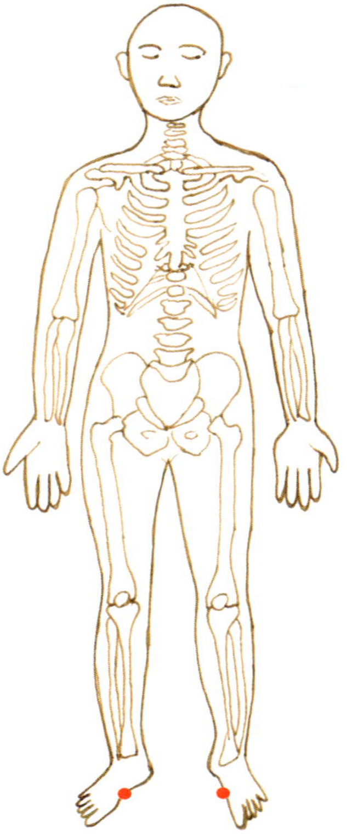

Wirkung:

- ◊ befähigt mich, einen ausgeglichenen Standpunkt in der Welt zu bewahren
- ◊ hilft mir, das Gleichgewicht zwischen universeller Inspiration und praktischem Geerdetsein zu bewahren
- ◊ hilft mir, das innere Gleichgewicht zu erlangen, auch das Gleichgewicht zwischen männlichen und weiblichen Energien
- ◊ stärkt Urteilskraft und Unterscheidungsfähigkeit
- ◊ hilft mir, aufrecht zu sein – und aufrichtig zu sein
- ◊ hilft bei Schwindel, Drehschwindel
- ◊ hilft bei Spannung, Stress im Schulter- und Schlüsselbeinbereich
- ◊ hilft bei Verdauungsbeschwerden
- ◊ hilft den Ohren
- ◊ hilft bei Spannungen im Brustraum

◊ löst Spannung, Stress in Rücken und Hüfte
◊ ist der „Chiropraktiker", hilft Becken und Beckenboden

Zugehöriger Finger: Mittelfinger

Harmonisieren von SES 6:
Halte beide SES 6 gleichzeitig.

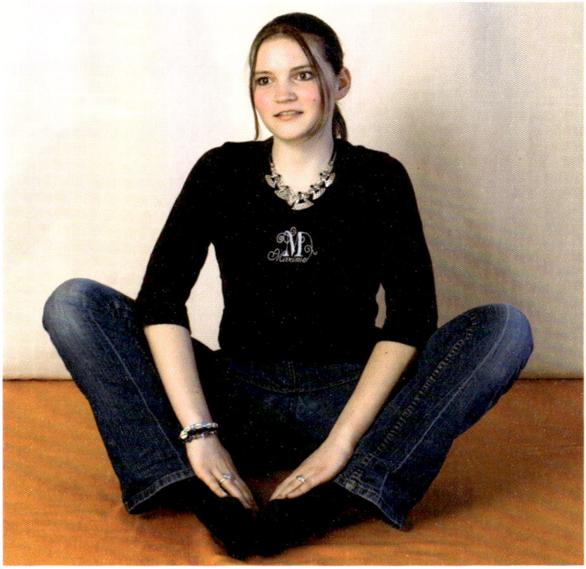

Sicherheitsenergieschloss 7

Bedeutung: Sonne (scheint für uns alle, egal, wie wir uns verhalten), vollkommene Lebenskraft, vollkommene Schöpfung, Sieg

Lage: SES 7 befindet sich an der Unterseite des großes Zehs.

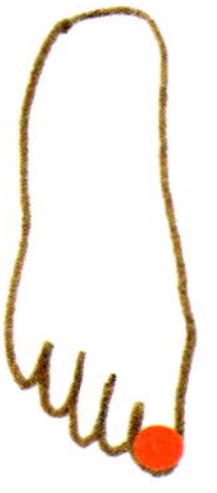

linke Sohle

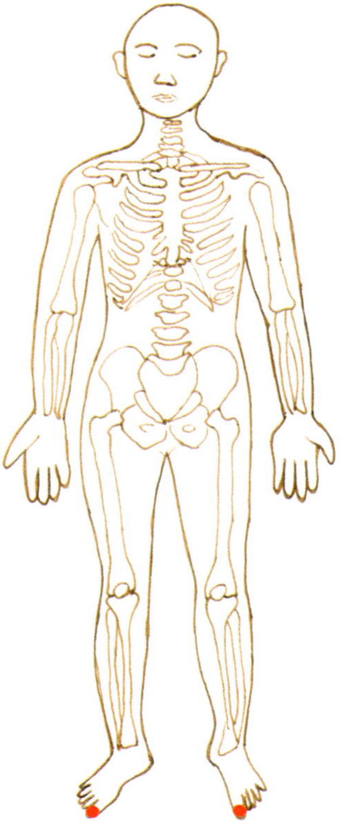

Wirkung:

◊ hilft mir, das Bewusstsein zu leeren und einen klaren Kopf zu bekommen
◊ hilft mir, loszulassen, was mich behindert
◊ hilft, überflüssige Muster und Gedanken loszulassen
◊ beruhigt
◊ hilft bei Wutausbrüchen (Selbsthilfe: Handgelenk halten)
◊ hilft bei „Aussetzern"
◊ lindert Kopfschmerzen
◊ hilft bei Lernschwierigkeiten
◊ ist ein Notfallgriff bei Asthmaanfällen und Schock
◊ hilft bei Verdauungsbeschwerden
◊ hilft bei Stauung im Brustraum
◊ ist wichtig für die Herzfunktion

- ◊ hilft bei Spannung/Stress in Rücken, Hüfte, Kopf
- ◊ lindert Schüttelkrämpfe, epileptische Anfälle (Krämpfe, die vom Kopf ausgehen), Zugang zur Zirbeldrüse, Hirnanhangsdrüsen

Zugehöriger Finger: Ringfinger

Harmonisieren von SES 7:
Halte beide große Zehen.

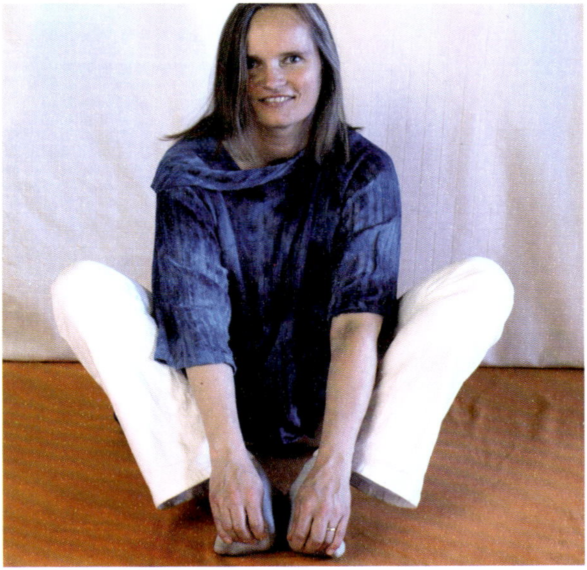

Sicherheitsenergieschloss 8

Bedeutung: Lebensfunke, heilende Zahl, Heiland (Symbol für Christus), verbindet Oben und Unten miteinander. Funke, der das Leben erzeugt, Rhythmus, Stärke, Frieden

Lage: SES 8 befindet sich an der äußeren Rückseite des Knies.

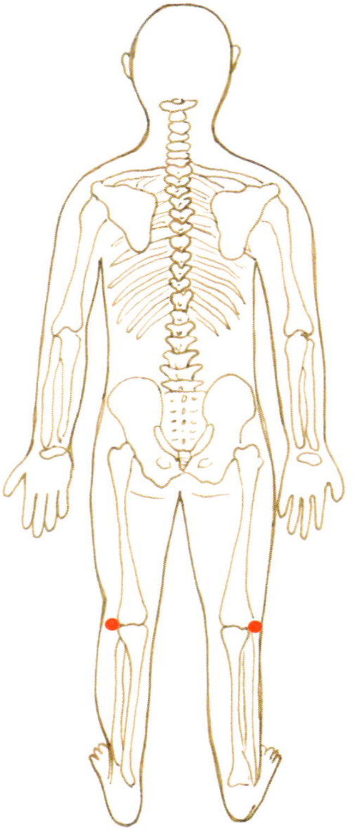

Wirkung:

◊ hilft mir, in Einklang zu kommen mit dem Rhythmus, dem Frieden und der Stärke des Universums

◊ hilft mir, den Blick wieder nach oben zu richten, die geistigen Gesetze zu erkennen

◊ hilft mir, die unendlichen Möglichkeiten in meinem Leben zu entdecken

◊ macht mich acht-sam

◊ hilft allen Aufnahme- und Ausscheidungsfunktionen

◊ harmonisiert Verstopfung und Durchfall

◊ reguliert den Wärmehaushalt

◊ hilft den Fortpflanzungsfunktionen

◊ ist wichtig für die Schwangerschaft: öffnet das Becken für die Geburt, macht das Becken weich

◊ hilft allen Funktionen im Bereich des Beckengürtels und des Rektums

◊ hilft bei sehr verspanntem oberen Rücken

◊ hilft bei Muskelspannung, Muskelstress, Muskelkater

◊ verbessert den Muskeltonus: bei zu hartem und zu weichem Tonus

◊ bei Zahnschmerzen: eine Hand an die tiefe 8 (ca. eine Handbreite unter der 8 auf der gegenüberliegenden Seite des Schmerzpunktes), andere Hand auf SES 16

Zugehöriger Finger: Zeigefinger

Harmonisieren von SES 8:
Halte die Außenseiten deiner Kniekehlen.

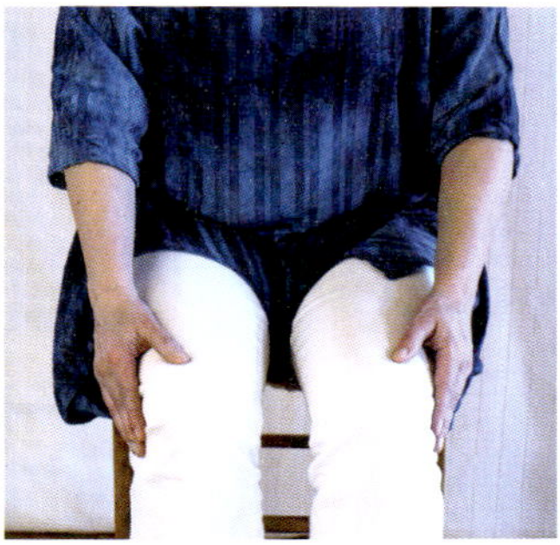

Oder lege die linke Hand auf die rechte 8 und die rechte Hand auf die rechte 16.

Und umgekehrt: rechte Hand auf linke 8, linke Hand auf linke 16.

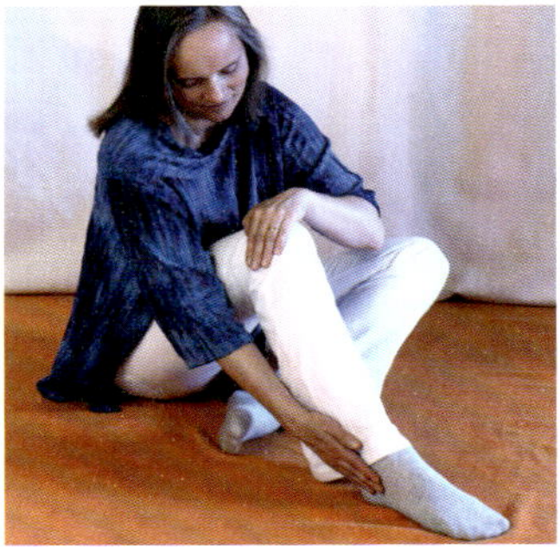

Sicherheitsenergieschloss 9

Bedeutung: Altes beenden, Neues beginnen. Das Ende eines Zyklus ist der Anfang eines neuen, jedes Ende ist der Same eines neuen Anfangs; die 9 erzählt von Verwandlung, von tiefem Wandel, bis in die äußere Form.

Lage: SES 9 befindet sich in der oberen Mitte des Rückens, zwischen dem unteren Ende des Schulterblattes und der Wirbelsäule.

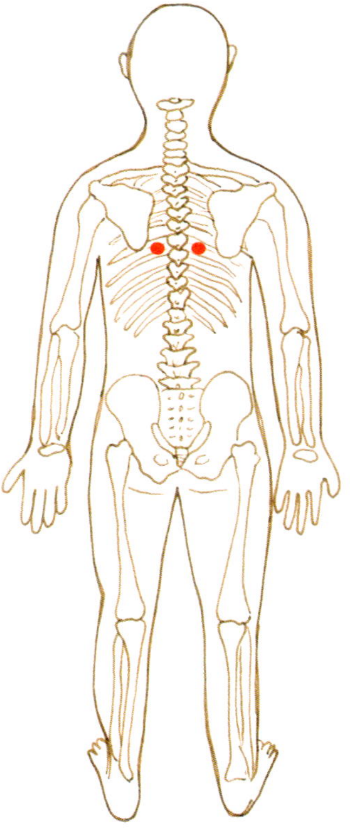

Wirkung:

◊ unterstützt die innere Wandlung
◊ hilft, halblebige Sachen zu beenden
◊ hilft mir, das Alte abzugeben, um das Neue annehmen zu können
◊ hilft mir, aus der Vergangenheit zu kommen
◊ hilft mir Sorgen, Anspannung und Stress loszulassen
◊ hilft mir, nicht zu urteilen
◊ hilft mir, wenn ich alles im Griff haben, kontrollieren will
◊ ist für übersensible Menschen
◊ hilft mir, mich auf den Weg zu machen
◊ stoppt das innere Gedankenkarussell
◊ öffnet die Mitte (Zwerchfell), ich kann besser atmen
◊ harmonisiert Ärger, Wut, Frustration
◊ ist für alles, was mit Leber, Galle, Magen und Milz zu tun hat
◊ macht die Nebenhöhlen frei

- ◊ regiert die Füße (bei allem, was mit den Füßen zu tun hat)
- ◊ verbindet den unteren Teil des Körpers mit dem oberen
- ◊ hilft bei Allergien
- ◊ ist hilfreich für Arme und Hände
- ◊ hilft bei allen Beinprojekten
- ◊ ist für die Beweglichkeit der Schultern
- ◊ hilft bei allen chronischen Erkrankungen
- ◊ hilft bei verschleimten Lungen
- ◊ hilft bei Hüftbeschwerden
- ◊ hilft bei Stauungen im Brustraum und Rücken

Zugehöriger Finger: Daumen

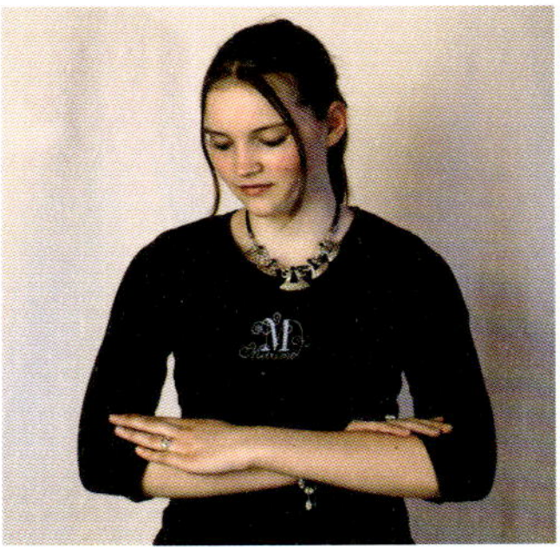

Harmonisieren von SES 9:
Da man SES 9 nur schwer erreicht, kann man stattdessen die Ellenbeugen halten (SES 19).

Sicherheitsenergieschloss 10

Bedeutung: Fülle, Speicher der Fülle, Ausströmen grenzenloser Lebenskraft, neue Sichtweisen

Lage: SES 10 befindet sich am Rücken zwischen Schulterblatt und Wirbelsäule auf einer Geraden mit der Mitte der Schulterblätter.

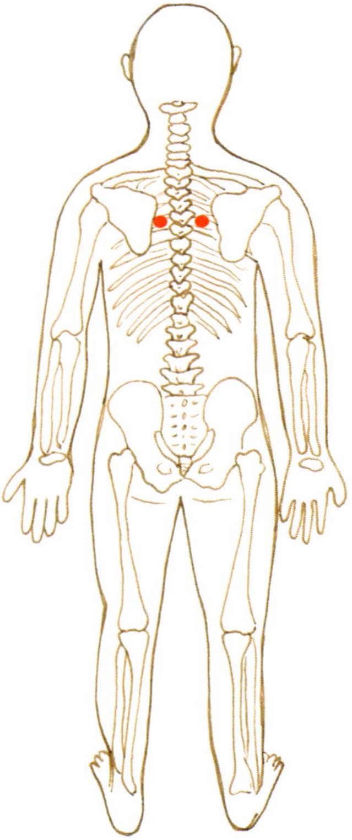

Wirkung:

- ◊ hilft, die Fülle zu sehen
- ◊ hilft, Zusammenhänge zu erkennen, etwas zu durchschauen
- ◊ hilft erkennen, dass ich selbst mein Leben erschaffe
- ◊ öffnet das Herz und lässt Freude und Liebe nach außen strömen
- ◊ bringt Heiterkeit und Gelassenheit
- ◊ ist für alle geweinten und nicht geweinten Tränen
- ◊ ist hilfreich für alle Liebesangelegenheiten
- ◊ löst Bemühung auf
- ◊ ist für alle unsere Sinne
- ◊ ist für die Stimme (Stimme drückt unsere Individualität aus)
- ◊ hilft bei Stimmverlust, bei entzündeten Stimmbändern
- ◊ ist für Vitalität, Lebenskraft, Lebensfreude
- ◊ ist für Herz und Lunge: hilft der Atmung
- ◊ hilft bei Kreislaufproblemen

- ◊ ist hilfreich für die Ohren
- ◊ und für den Darm
- ◊ hilft bei Stauung im Brustraum
- ◊ ist für die Hüfte
- ◊ stärkt das Immunsystem
- ◊ hilft SES 4 und dem Kopf
- ◊ hilft bei Blutdruckproblemen
- ◊ ist für Knie, Hüfte, Nacken, Schulter

Zugehöriger Finger: Daumen

Harmonisieren von SES 10:

Auch SES 10 ist schwer zu erreichen, wenn man nicht total beweglich ist. Stattdessen kann man die hohe 19 strömen: Innenseiten der Oberarme, ca. eine Handbreite oberhalb SES 19.

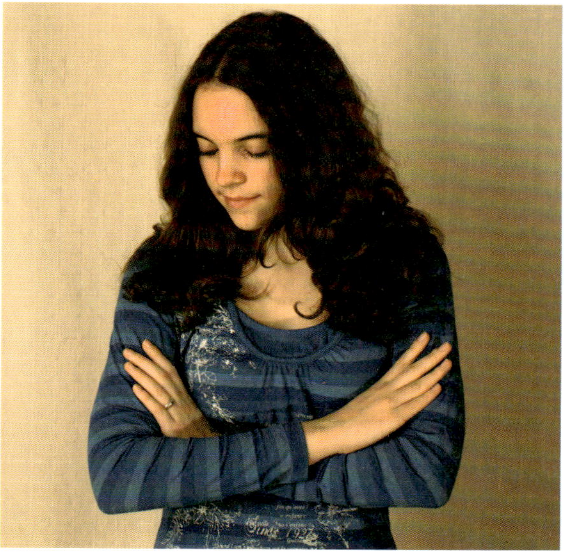

Sicherheitsenergieschloss 11

Bedeutung: Gleichgewicht, Harmonie, Einheit zwischen Ausatmen (SES 1) und Einatmen (SES 2), Einstellungen loslassen, Lasten aus Vergangenheit und Zukunft entladen, Loslassen überschüssigen Gepäcks.

Lage: SES 11 befindet sich am oberen Rücken, etwas unterhalb der Stelle, wo der Hals auf die Schultern trifft.

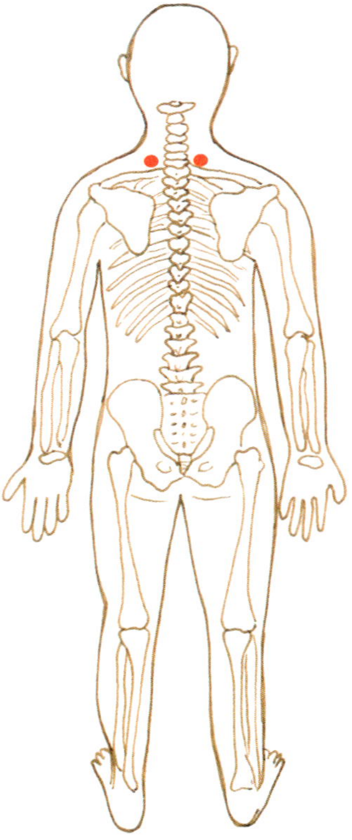

Wirkung:

◊ befindet sich im Zentrum aller Sicherheitsenergieschlösser, um vollkommenes Gleichgewicht des Körpers zu bewirken: Wenn SES 11 schwingt, kann auch alles andere schwingen.

◊ stärkt den Gerechtigkeitssinn

◊ nimmt Ängste aus dem Leben, löst Traurigkeit und negatives Denken

◊ hilft, Schuldgefühle loszulassen, mir selbst zu vergeben

◊ ist für Loslassen auf allen Ebenen

◊ bringt tiefe Gelassenheit

◊ hilft mir, Entscheidungen zu treffen

◊ öffnet den Zugang zum Kopf

◊ beugt Schlaganfall und hohem Blutdruck vor

◊ befreit den Atem

- ◊ unterstützt die Schilddrüse
- ◊ harmonisiert Schultern und Nacken und Kopf
- ◊ lindert Hüft- und Beinbeschwerden
- ◊ Hilfe für Arme, Ellbogen, Handgelenke, Hände, Finger
- ◊ Hilfe für die Hüftebene, hilft dem Becken
- ◊ hilft bei Leistenbruch
- ◊ hilft bei Ischias
- ◊ löst Verstopfung
- ◊ unterstützt die Sexualorgane

Zugehöriger Finger: Zeigefinger

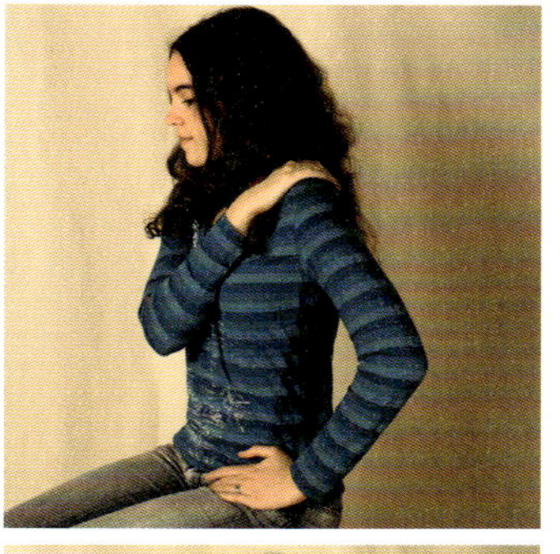

Harmonisieren von SES 11:
Lege die rechte Hand auf die linke Schulter, die linke Hand in die linke Leiste (SES 15).

Und umgekehrt: linke Hand auf rechte Schulter, rechte Hand in rechte Leiste.

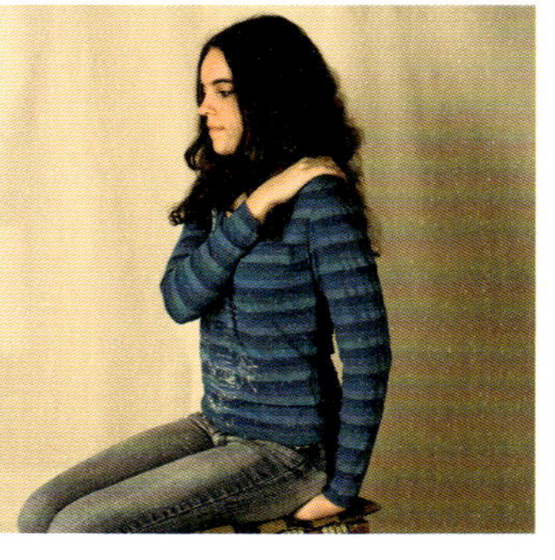

Oder lege die rechte Hand auf die linke Schulter, die linke Hand an den linken Sitzknochen (SES 25).

Und umgekehrt: linke Hand auf rechte Schulter, rechte Hand an rechten Sitzknochen.

Sicherheitsenergieschloss 12

Bedeutung: „Nicht mein Wille, sondern DEIN Wille geschehe“, (12-Stern = vollkommene Darstellung in der Geometrie, 12 Apostel, 12 Sinne), die Unterordnung des persönlichen Bewusstseins unter die Führung des universellen Geistes

Lage: SES 12 befindet sich im Nacken, in der Mitte zwischen Schädel und Schultern auf beiden Seiten der Wirbelsäule.

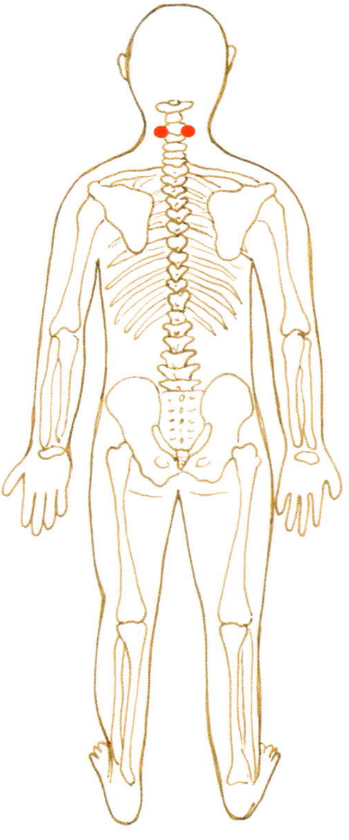

Wirkung:

◊ hat eine enorme Wirkung auf unsere psychische Verfassung, weil es uns dazu befähigt, unseren Willen mit dem universellen Willen in Einklang zu bringen

◊ hilft mir, mein emotionales Gleichgewicht wieder herzustellen

◊ öffnet meine Mitte

◊ stärkt das Vertrauen ins Leben

◊ hilft, wenn ich nicht hinhören will, was das Universum sagt

◊ hilft bei Halsstarrigkeit

◊ hilft bei Stiernacken

◊ löst Wut auf

◊ löst emotionale Spannungen

◊ hilft bei Depressionen

◊ hilft der 11, löst zusammen mit SES 11 Sorge, Angst, Traurigkeit und Bemühung und bringt tiefe Lebensfreude
◊ lindert Verspannungen in Armen und Nacken
◊ Steißbein und SES 12 zusammen strömen hilft der Freisetzung von festgesetzter Energie
◊ ist Hilfe für die Taillenebene

Zugehöriger Finger: Mittelfinger

Harmonisieren von SES 12:
Lege beide Hände in die Mitte des Nackens.

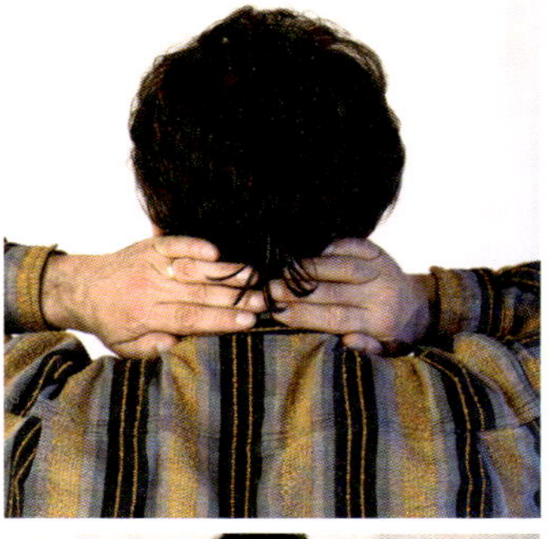

Oder lege eine Hand in den Nacken, die andere Hand ans Steißbein.

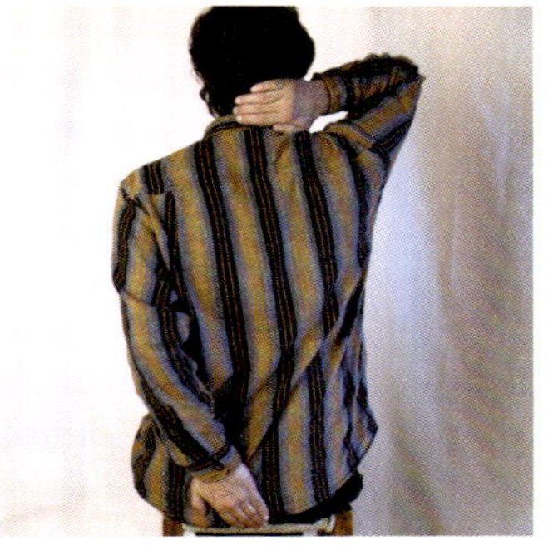

Sicherheitsenergieschloss 13

Bedeutung: Zahl der Veränderung. Steht für inneres und äußeres Wachstum, Fruchtbarkeit und Kreativität, Schöpferkraft, Erneuerung, Bewusstseinswandel, Veränderung

„Liebe deine Feinde – Liebe das, was dir im anderen feindlich erscheint."

Lage: SES 13 befindet sich auf der Vorderseite des Brustkorbs, knapp unterhalb der dritten Rippe.

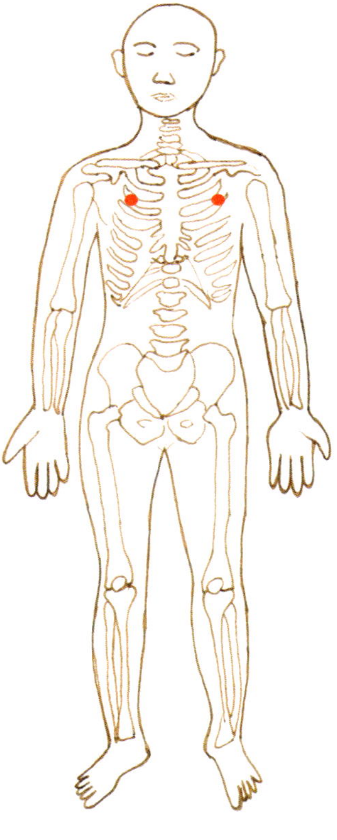

Wirkung:

◊ ist für Erneuerung, Veränderung, Bewusstseinswandel

◊ ist für Kreativität und Schöpferkraft

◊ löst Projektionen

◊ hilft mir, das im anderen zu lieben, was mir feindlich erscheint

◊ hilft mir, das Gute in jedem zu sehen

◊ ist für inneres und äußeres Wachstum

◊ hilft mir, Verantwortung zu übernehmen

◊ hilft, meine Schattenseiten zu lieben

◊ ist für alles Emotionale: Ängste, Depressionen

◊ hilft Staunen (jeder Tag ist neu)

◊ macht mich neugierig, offen, enthusiastisch

◊ ist für Regeneration und Erneuerung

◊ ist unser „Jungbrunnen"

◊ ist hilfreich für mein inneres Kind

◊ hilft mir, mich auf Neues einzustellen

◊ bei Süchten: Esssucht, Bulimie, Anorexie, Rauchen, Alkohol, Drogen, Tabletten, Spielsucht

- ◊ hilft, schwanger zu werden
- ◊ ist wichtig in der Schwangerschaft !
- ◊ hilft bei zu wenig/zu viel Fruchtwasser
- ◊ hilft, wenn das Kind zu klein ist
- ◊ hilft der Mutter, das Kind anzunehmen, das kommt
- ◊ hilft, keine Angst zu haben (alles hat seinen Sinn)
- ◊ trägt dazu bei, dass das Kind gesund zur Welt kommt
- ◊ hilft dem Baby, sich in die richtige Position zu drehen
- ◊ ist hilfreich für Rückbildung
- ◊ ist für stillende Mütter, für den Milchfluss
- ◊ hilft bei Brustentzündung
- ◊ für die Fortpflanzungsorgane
- ◊ für den Hormonhaushalt
- ◊ hilft bei Mittelohrentzündungen (v.a. bei Kindern)
- ◊ hilft in der Menopause
- ◊ hilft bei Stimmungsschwankungen
- ◊ hilft bei Übelkeit, unausgewogenem Appetit
- ◊ hilft bei Spannung/Stress in Schultern und Nacken
- ◊ ist für alles, was mit dem Blut zu tun hat
- ◊ ist zur Stärkung des Immunsystems
- ◊ ist für alle kritischen Etiketten (Krebs, Aids etc.)
- ◊ hilft, wenn kein Lachen mehr im Leben ist

Zugehöriger Finger: Mittelfinger

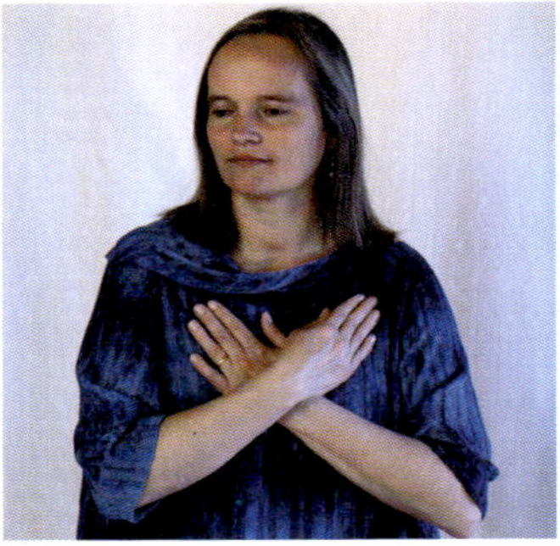

Harmonisieren von SES 13:
Lege die linke Hand auf die rechte 13 (knapp unterhalb der 3. Rippe des Brustkorbes) und die rechte Hand auf die linke 13.

Sicherheitsenergieschloss 14

Bedeutung: Verbindung von Oben und Unten, von Himmel und Erde (1 = Zahl des Himmels, 4 = Zahl der Erde); mein Wille: Mensch zu sein mit freiem Willen, der Himmel und Erde in sich vereint; der Mensch zwischen Himmel und Erde; Gleichgewicht, Nahrung, mein Verhältnis zur materiellen Welt: Was gönne ich mir und anderen? Wie verbinde ich Geist und Materie in mir? Schutzengelzahl, meine Mitte

Lage: SES 14 befindet sich auf beiden Seiten des Bauches, jeweils unter der letzten Vorderrippe.

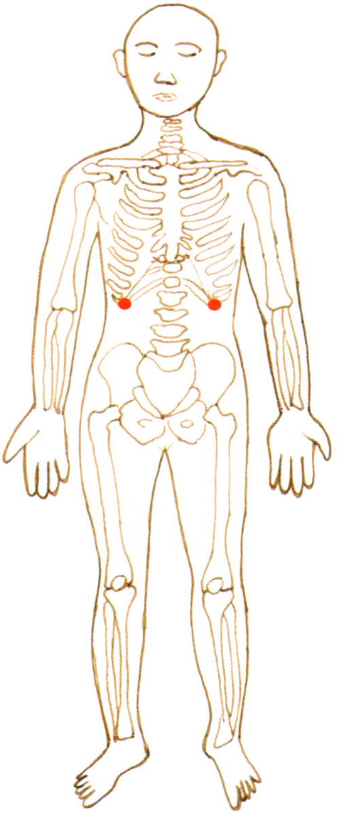

Wirkung:

◊ Ist SES 14 in Disharmonie, fließt die Energie in den Kopf zurück (Schädel brummt)

◊ öffnet meine Mitte

◊ hilft mir, herauszufinden, was ich wirklich will

◊ hilft mir, aus dem Bauch heraus zu handeln

◊ hilft mir, mich selbst zu nähren

◊ hilft mir, im Alltag das Gleichgewicht zu bewahren

◊ hilft bei Egoismus, hilft, andere mit einzubeziehen

◊ hilft, Gedanken und Erkenntnisse umzusetzen

◊ harmonisiert das Denken

◊ harmonisiert Sorgen, Ärger, Grübeln

◊ hilft, mich anzupassen, hilft dem inneren und äußeren Gleichgewicht

- ◊ hilft bei Eifersucht, Neid, Mangel, Konkurrenzdenken, Gier
- ◊ hilft bei allem, was mit der Verdauung zu tun hat (Nahrung, Gedanken…)
- ◊ hilft den Augen und dem Sehen, was IST
- ◊ hilft bei Sodbrennen, Blähungen, Bauchschmerzen
- ◊ ist für alles, was mit dem Schlafen zu tun hat: Schnarchen, Schlafwandeln, Alpträume, Zähneknirschen
- ◊ hilft, sich an Träume zu erinnern und sie zu verstehen
- ◊ hilft, wenn einem die Luft wegbleibt (auch im übertragenen Sinne)
- ◊ ist für alles, was mit dem Blut zu tun hat
- ◊ reguliert das Gewicht
- ◊ hilft bei sexuellem Missbrauch
- ◊ hält das Gleichgewicht zwischen oberer und unterer Körperhälfte aufrecht
- ◊ hilft bei Epilepsie – hilft dem Gehirn
- ◊ hilft bei Zellulitis
- ◊ harmonisiert die Gallenblase (gleiche Seite)

Zugehöriger Finger: Ringfinger

Harmonisieren von SES 14:
Lege deine Hände überkreuz auf deinen Bauch, unterhalb des letzten Rippenbogens.

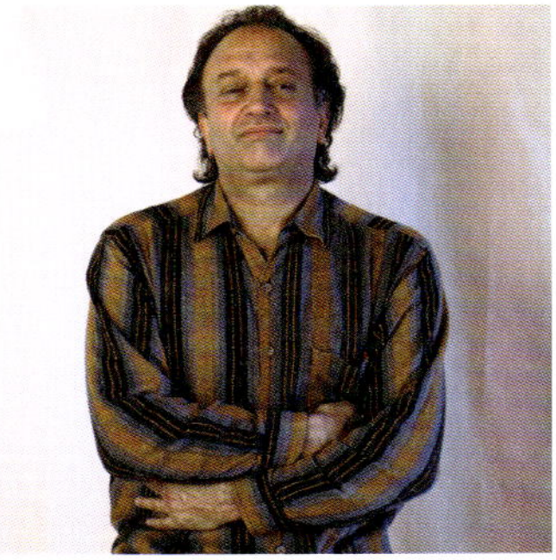

Oder lege die rechte Hand auf die linke 14, die linke Hand auf die rechte hohe 1 (Innenseite Oberschenkel)

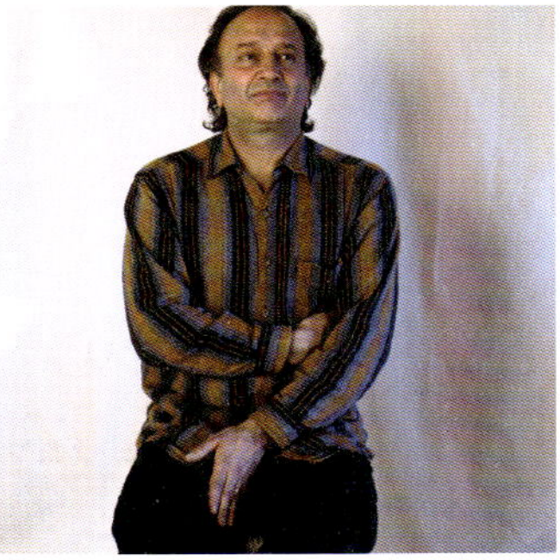

Und umgekehrt: linke Hand auf rechte 14, rechte Hand auf linke hohe 1.

Sicherheitsenergieschloss 15

Bedeutung: Freude, Lachen, Glücklichsein, Leichtigkeit, „der Weise, der Magier“, der Mensch, der sich mit dem Geist verbindet, „Wasche unsere Herzen mit Lachen“

Lage: SES 15 befindet sich in der Leistenbeuge.

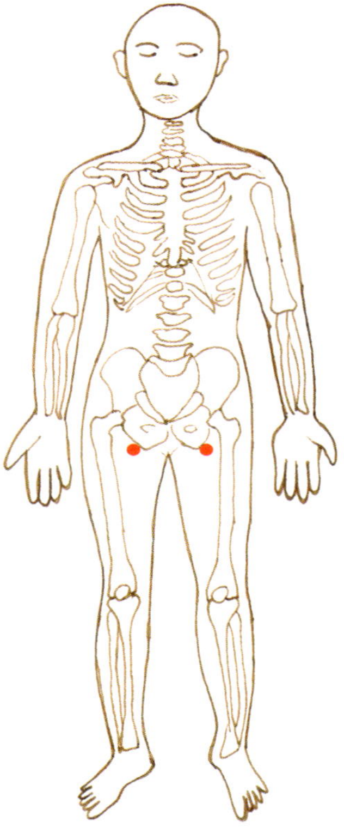

Wirkung:

◊ „wenn ich lache, lachen alle meine Zellen“

◊ ist für volle Lebenskraft

◊ ist die 15 offen, scheint immer die Sonne in mir

◊ hilft dem Rücken, nimmt den „Rucksack“ weg

◊ klärt die Gedanken

◊ hilft mir, völligen geistigen Frieden zu finden

◊ hilft der Ausstrahlung (Lebenskraft = Magie, Magie = Ausdruck erhöhter Schwingung; je mehr Lebenskraft, desto mehr Ausstrahlung)

◊ bringt Lebendigkeit

◊ bringt Freude in den Alltag, Lachen

◊ ändert meine Wahrnehmung

◊ hilft mir, mich selbst und meine Situation weniger ernst zu nehmen

◊ ist hilfreich für alle Renn-renn-renn-Typen, die nie Zeit haben, immer auf Achse sind

◊ löst geistige Anspannung und harmonisiert die körperliche Aktivität

◊ erhöht die Schwingung

◊ bringt das Unbewusste ins Bewusstsein

◊ hilft mir, Spiritualität zu entwickeln

◊ lädt meine erschöpften Energiebatterien wieder auf

- ◊ bringt geistigen Frieden und Sicherheit
- ◊ hilft mir, neue Ideen hervorzubringen
- ◊ hilft immer, wenn ich das Gefühl habe, das kann/schaff ich nicht
- ◊ hilft nach Narkose: SES 15 halten
- ◊ ist gut vor und nach Operationen
- ◊ fördert jeden Heilungsprozess (auf allen Ebenen)
- ◊ harmonisiert Ängste und Unsicherheiten
- ◊ wenn ich viele Unfälle nacheinander habe
- ◊ hilft bei Stress
- ◊ ist zur Vorbeugung von Herzinfarkt; viele Herzinfarkte wegen blockierter 15 (wenig Gebet und Ruhe, viel Stress)
- ◊ ist wichtig für Fortpflanzungsorgane
- ◊ hilft, die Niere zu entgiften
- ◊ hilft, wenn ich „giftig" bin
- ◊ harmonisiert Bauch, Beine, Knie, Fußgelenke, Füße, Hüfte
- ◊ hilft dem Herzen
- ◊ lindert Blähungen
- ◊ hilft bei Knochenbrüchen
- ◊ bringt Freude in die Sexualität (auch ausgleichend, wenn man zu viel Lust hat)
- ◊ harmonisiert Beschwerden im Becken
- ◊ hilft bei Menstruationsbeschwerden
- ◊ hilft, wenn ich immer kalte Füße habe, z.B. abends im Bett

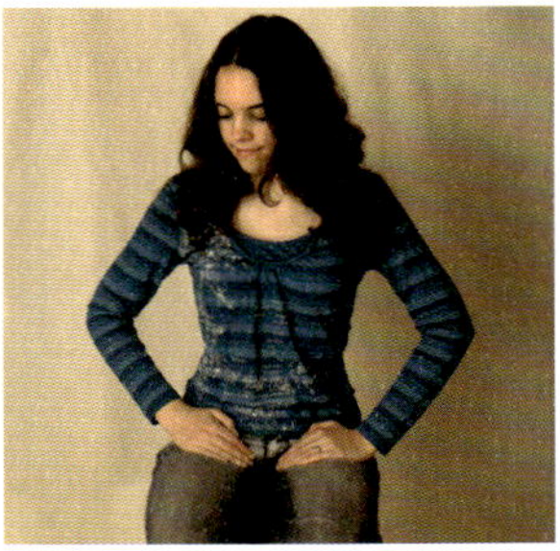

Zugehöriger Finger: kleiner Finger

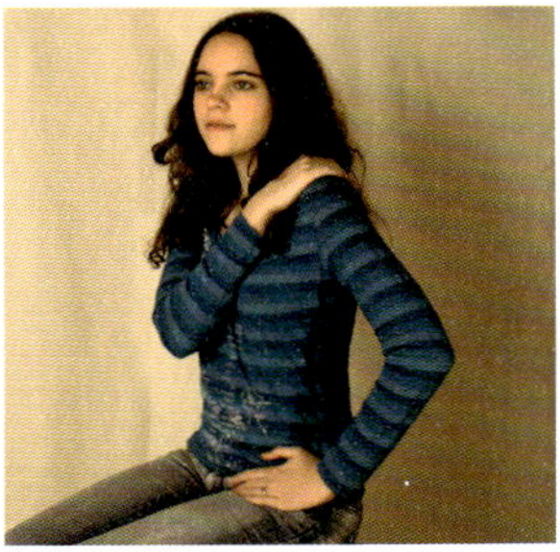

Harmonisieren von SES 15:
Lege deine Hände in die Leisten.
Oder lege die rechte Hand auf die linke Schulter (SES 11) und die linke Hand in die linke Leiste (SES 15)
Und umgekehrt: linke Hand auf rechte Schulter, rechte Hand in rechte Leiste.

Sicherheitsenergieschloss 16

Bedeutung: mein Fundament, meine Standpunkte, Aufrichtigkeit, Umwandlung (bestehende Formen zugunsten neuer aufbrechen), Grundlage aller menschlichen Aktivitäten

Lage: SES 16 befindet sich zwischen Knöchel und Ferse an der Außenseite des Fußgelenks (gegenüber von SES 5).

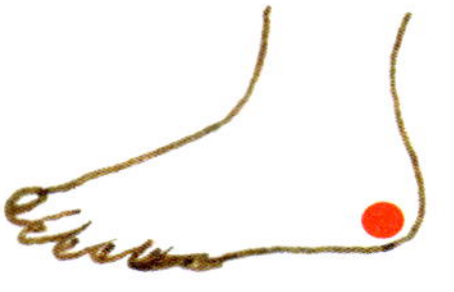

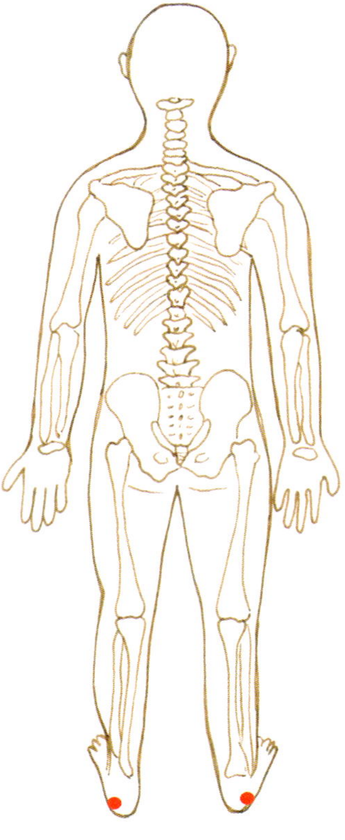

Wirkung:

◊ hilft, wenn ich keine Standpunkte habe

◊ hilft mir, harmonische und gesunde Veränderungen vorzunehmen

◊ löst Ängste

◊ hilft bei Lähmungen, Verfestigungen, bringt in Bewegung

◊ hilft bei verhärteten Gedanken

◊ hilft bei extremem Sicherheitsdenken (verhärtet), so dass man sich nicht zu bewegen traut

◊ bricht altes, verhärtetes Gewebe auf

◊ hilft bei Narben: eine Hand auf Narbe, andere Hand auf 16

◊ löst hartes Muskelgewebe

◊ ist für die Muskulatur

◊ trägt zu einer Verbesserung des Muskeltonus bei (zu fest, zu schlaff)

◊ hilft bei Muskelkrämpfen

◊ hilft bei verspanntem Nacken
◊ hilft, wenn ich oft umknicke, umfalle
◊ ist für das Bindegewebe
◊ hilft den gegenüberliegenden Geschlechtsorganen (Eierstöcke, Prostata)
◊ harmonisiert die Fortpflanzungsenergie
◊ hilft bei Schwangerschaftsstreifen
◊ hilft der Stimme
◊ ist für das Kiefergelenk
◊ ist hilfreich für Zähne, Zahnschmerzen, Zahnen (gegenüberliegende 16)
◊ ist für alle Sinne
◊ ist für die Augen
◊ harmonisiert den Knochenbau
◊ harmonisiert die Ausscheidungsfunktionen
◊ lindert Kopf- und Nackenverspannungen
◊ hilft bei Migräne

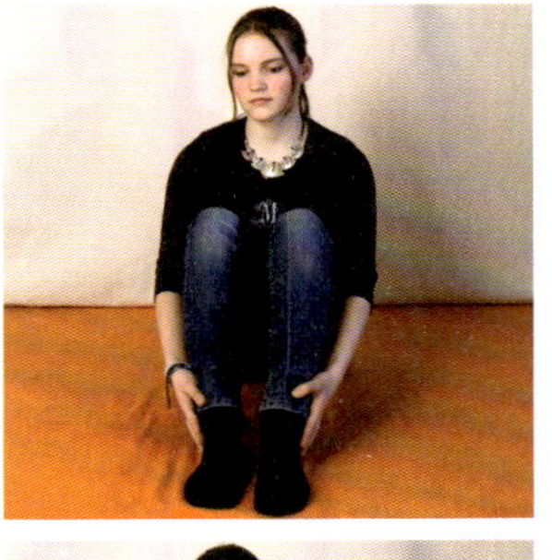

Zugehöriger Finger: Daumen

Harmonisieren von SES 16:
Halte beide SES 16 gleichzeitig.

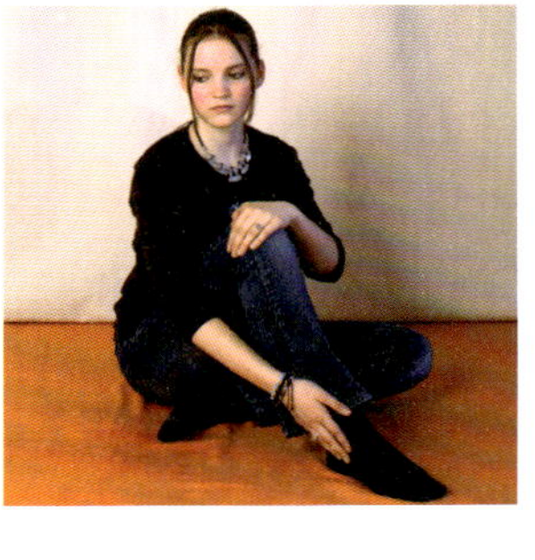

Oder halte mit der rechten Hand die rechte 16 und mit der linken Hand die rechte 8 (Außenseite Kniekehle)

Und umgekehrt: linke Hand auf linke 16, rechte Hand auf linke 8.

Sicherheitsenergieschloss 17

Bedeutung: Kontinuität und Veränderung, Fortpflanzungsenergie

Lage: SES 17 befindet sich an der Außenseite der Handgelenke, auf der Seite, auf der sich der kleine Finger befindet.

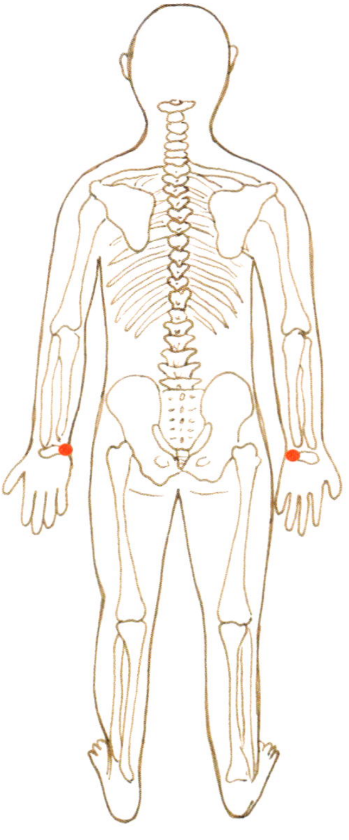

Wirkung

◊ hilft bei Entspannung von Verstand und Nerven
◊ harmonisiert den Geist
◊ fördert die Intuition
◊ erweckt die Kreativität
◊ hilft bei zu viel Bemühung
◊ beruhigt
◊ bringt Frieden in mein ganzes Dasein
◊ harmonisiert das Nervensystem
◊ harmonisiert die Fortpflanzungsenergie
◊ hilft bei Zittern, Zittrigkeit
◊ hilft dem Kreislauf
◊ unterstützt das Herz
◊ Hilfe für Brust und Fußgelenke
◊ lindert Blähungen
◊ hilft bei Darmerkrankungen
◊ hilft bei Verstopfung
◊ hilft bei Ohnmacht

Zugehöriger Finger: Ringfinger

Harmonisieren von SES 17:
Halte beide Handgelenke abwechselnd, oder zur gleichen Zeit, wie es sich besser anfühlt.

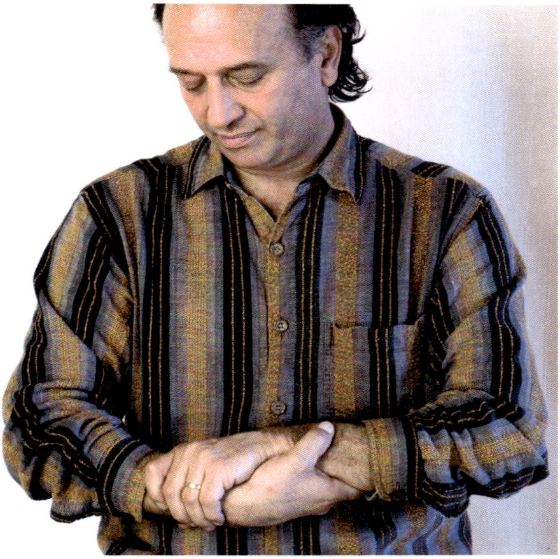

Sicherheitsenergieschloss 18

Bedeutung: Körperbewusstsein und Persönlichkeit, meine Hüllen

Lage: SES 18 befindet sich auf der Handinnenfläche, an der Daumenwurzel.

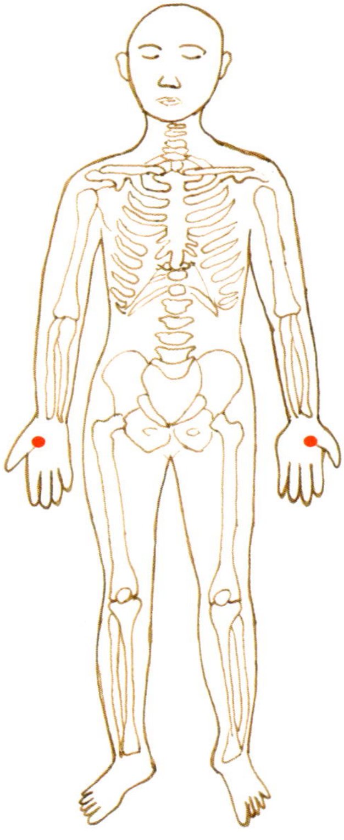

Wirkung:

- ◊ hilft der Persönlichkeitsentwicklung (das Geistige durch den Körper nach außen bringen)
- ◊ beruhigt das Denken
- ◊ hilft, wenn der Kopf zu voll ist
- ◊ hilft Kindern beim Einschlafen: 18 halten
- ◊ hilft, Körperbewusstsein entwickeln (Brücke zwischen Geist und Körper), für Menschen, die ihren Körper nicht fühlen
- ◊ unterstützt die Atmung
- ◊ hilft autistischen Kindern
- ◊ harmonisiert Brustraum und Hinterkopf
- ◊ hilft bei Schlafstörungen
- ◊ hilft bei Verformungen des Brustkorbs
- ◊ hilft bei Rückensteifheit

Zugehöriger Finger: kleiner Finger

Harmonisieren von SES 18:
Lege zuerst die rechte Hand auf die linke 18 (Daumenballen) und danach die die linke Hand auf die rechte 18.

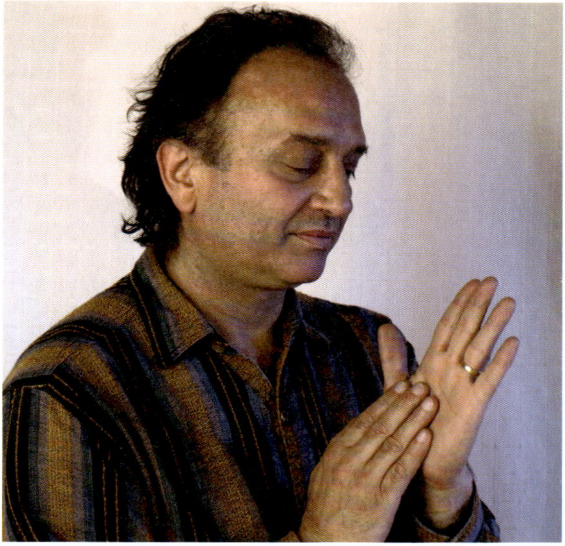

Sicherheitsenergieschloss 19

Bedeutung: Zahl der Schöpfung, Autorität und Führerschaft, vollkommenes Gleichgewicht

Lage: SES 19 befindet sich in der Armbeuge auf der Daumenseite.

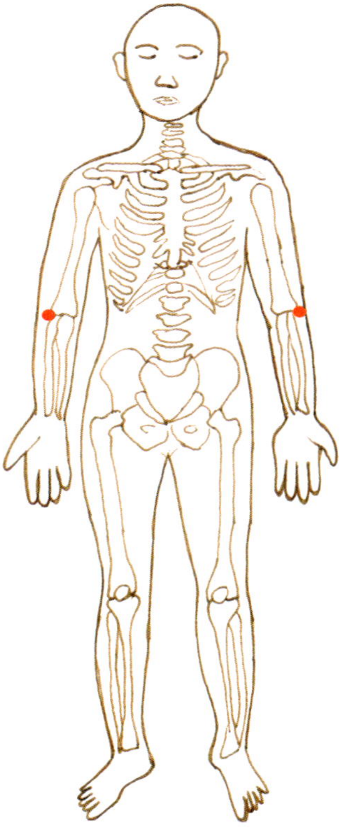

Wirkung:

◊ stärkt die innere Autorität

◊ hilft, meine eigene höhere Autorität zu finden und nicht äußeren Autoritäten zu folgen

◊ macht mir bewusst, dass ich mit meinen Gedanken meine Realität erschaffe

◊ bringt Bewusstheit

◊ gibt mir die Kraft, weiterzumachen

◊ nichts und niemand hat Macht über mich

◊ hilft mir, meinen Schatten zu integrieren

◊ hilft mir, in den verschiedensten Situationen das Gleichgewicht zu bewahren, in mir selbst zu ruhen

◊ stärkt das Selbstbewusstsein

◊ harmonisiert Ängste

◊ hilft bei Bettnässen

◊ hilft bei Tinnitus, Ohrensausen (wo horche ich hin? nach außen oder nach innen?)

◊ hilft bei Allergien

◊ hilft bei Hustenreiz: ca. zwei Finger unter SES 19
◊ harmonisiert Verdauung, Rücken, Lungen, Brust
◊ zur Neubelebung unserer gesamten Energie

Zugehöriger Finger: Daumen

Harmonisieren von SES 19:
Halte beide SES 19 gleichzeitig (Ellenbeuge).

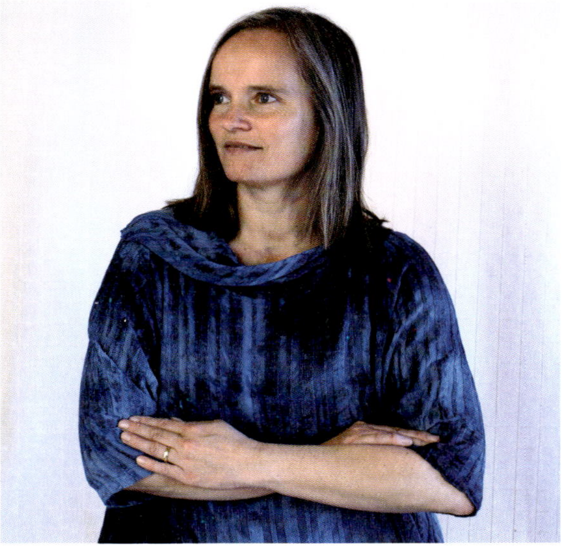

Sicherheitsenergieschloss 20

Bedeutung: immerwährendes Gedächtnis, Ewigkeit; Zugang zu dem, was immer da ist, zum universellen Bewusstsein, zu allem, was schon gedacht wurde, zur Akasha-Chronik

Lage: SES 20 befindet sich am oberen Teil der Stirn, ein wenig oberhalb der Augenbrauen.

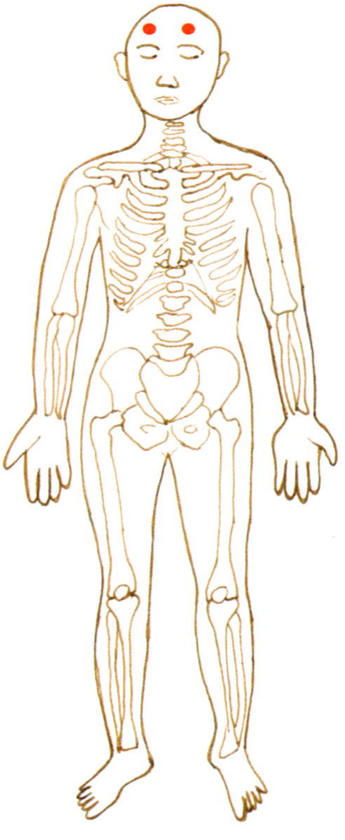

Wirkung:

◊ verbindet mich mit dem Strom des ewigen Lebens

◊ stoppt Beschwerden (der Ursprung ist immer in den Gedanken)

◊ macht den Kopf frei

◊ vereinigt das persönliche Bewusstsein mit dem universellen Bewusstsein

◊ hilft mir, mich an das zu erinnern, was ich schon immer wusste

◊ hilft mir, mich mit dem Strom des ewigen Lebens zu verbinden

◊ hilft mir, andere besser zu verstehen

◊ stärkt die Intuition

◊ hilft mir, neue Kraft zu schöpfen

◊ hilft bei Stress

◊ hilft bei großem Ungleichgewicht

◊ hilft, bei spiritueller Entwicklung bodenständig zu sein, nicht „abzuheben“

◊ verbindet mich mit der Erde

◊ bringt geistige Klarheit

◊ aktiviert die Erinnerung

◊ ist ein mentaler Spezialist, der mir hilft, logisch zu denken, gesunden Menschenverstand zu entwickeln
◊ hilft bei Lernschwierigkeiten
◊ hilft bei der Wiederherstellung des inneren Gleichgewichts
◊ hilft bei Disharmonie im Gleichgewichtssinn
◊ harmonisiert Ohren und Augen
◊ hilft Brustkorb, Herz, Kopf
◊ hilft bei Kopfschmerzen, Migräne
◊ hilft bei Husten und Schleimbildung bei Erkältung
◊ hilft bei Schwindel
◊ hilft bei Anämie
◊ hilft bei hohem Blutdruck
◊ öffnet die Brust

Zugehöriger Finger: kleiner Finger

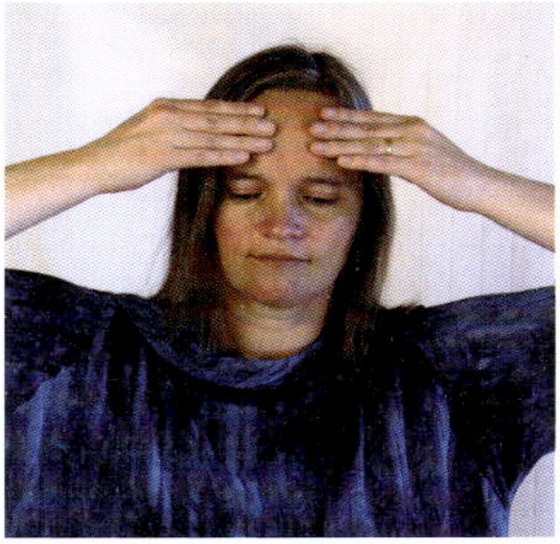

Harmonisieren von SES 20:
Ströme beide SES 20 gleichzeitig.

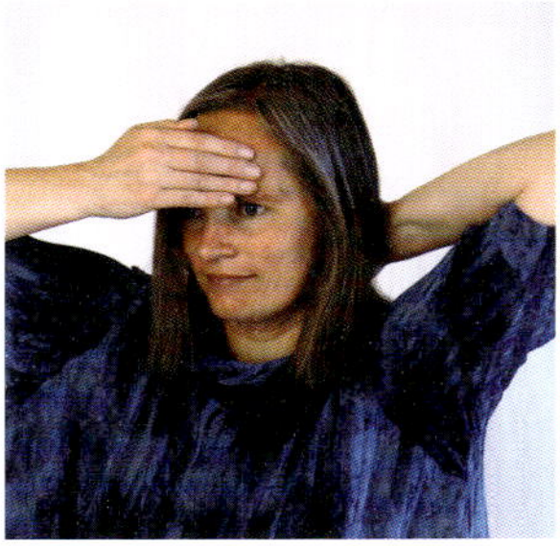

Oder lege die rechte Hand auf die linke 20 (Stirn) und die linke Hand auf die rechte 4 (Nacken unter Schädelknochen).

Und umgekehrt: linke Hand auf rechte 20, rechte Hand auf linke 4.

Sicherheitsenergieschloss 21

Bedeutung: tiefe Sicherheit, Entkommen aus geistiger Gefangenschaft, Geborgenheit

Lage: SES 21 befindet sich an der Unterseite der Wangenknochen, auf beiden Seiten des Gesichts.

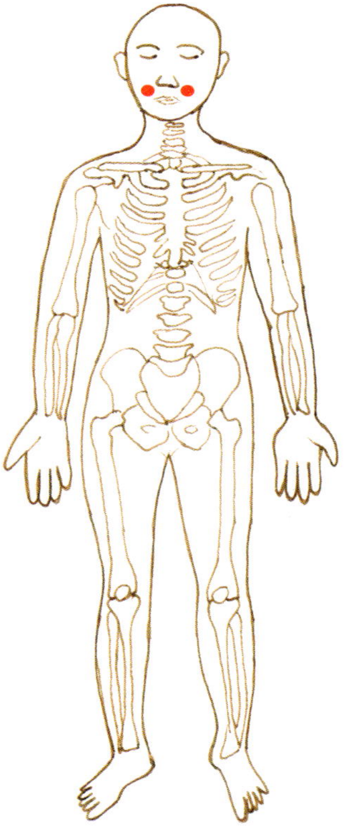

Wirkung:

◊ hilft, über eigene Begrenzung hinauszusehen

◊ hilft mir, Verantwortung zu übernehmen

◊ gibt Vertrauen ins Leben, Sicherheit, Geborgenheit

◊ befreit uns von allen Lasten der Welt, sowohl geistigen als auch körperlichen

◊ harmonisiert Sorgen und Grübeln

◊ dann ist es mir egal, wie andere mich anschauen, dann sehen mich andere freundlich an

◊ hilft bei Vorurteilen („das weiß ich schon", „daraus wird nie etwas")

◊ hilft, Gedanken zu verdauen

◊ stärkt das Denken

◊ bringt Energie zurück

◊ macht wach

◊ hilft der Gewichtsregulierung: 21 + gegenüberliegende 23 (zum Zunehmen: linke 21, zum Abnehmen: rechte 21) – gleicht Körpergewicht aus

◊ „Jungbrunnen", Facelifting

◊ bei Schwindelgefühlen und Stress

- ◊ ist hilfreich für die Nase, Nebenhöhlen, Schnupfen (21 + 12, 21 + 4)
- ◊ hilft bei Zahnschmerzen
- ◊ hilft bei neuralgischen Schmerzen

Zugehöriger Finger: Daumen

Harmonisieren von SES 21:
Lege die linke Hand unter den linken und die rechte Hand unter den rechten Wangenknochen.

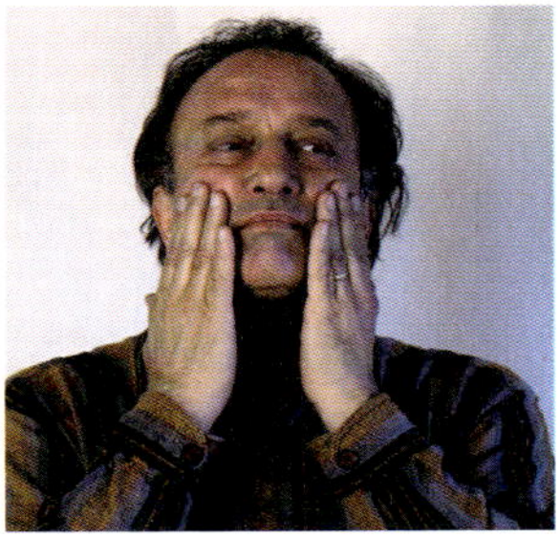

Oder lege die rechte Hand auf die linke 21, die linke Hand auf die rechte 4 (Nacken).

Und umgekehrt: linke Hand auf rechte 21, rechte Hand auf linke 4.

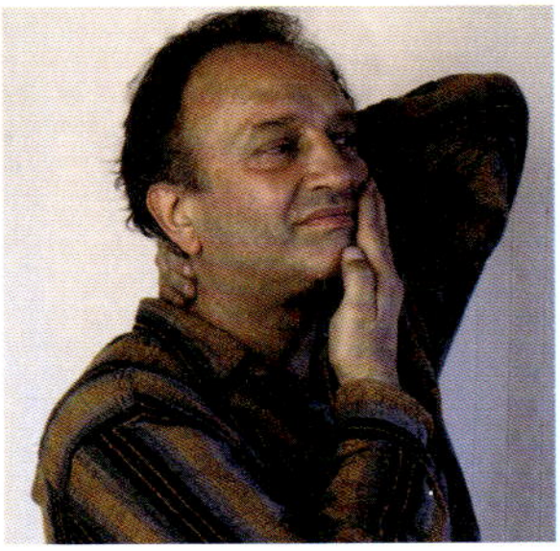

Oder lege die rechte Hand auf die linke 21, die linke Hand auf die linke 22 (unter dem Schlüsselbein).

Und umgekehrt: linke Hand auf rechte 21. rechte Hand auf rechte 22.

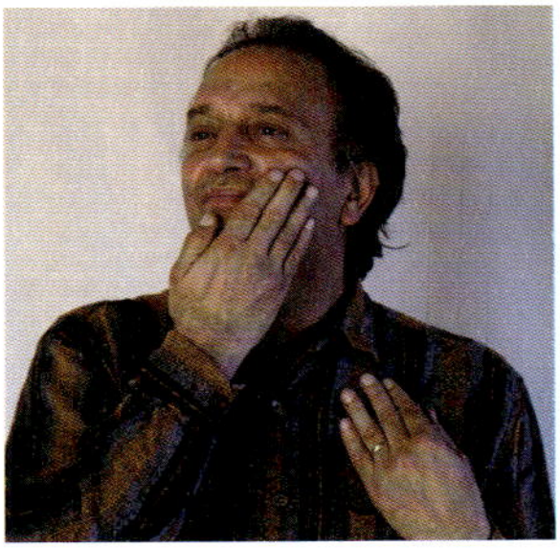

Sicherheitsenergieschloss 22

Bedeutung: vollständig, Erkenntnis: alles, was ich dem Außen zufüge, füge ich mir selbst zu (was ich aussende, kommt als ein Vielfaches zu mir zurück – Energie vervielfacht sich). In der 2 sind Außen und Innen getrennt. Die 22 sagt: Ich weiß, es gibt keine Trennung zwischen Außen und Innen: das, was ich in der Welt sehe sind die Bilder, die in mir leben; Vollendung, „sei glücklich und zufrieden, wo du gerade bist", Anpassung im positiven Sinne, Akzeptanz.

Lage: SES 22 befindet sich unter den Schlüsselbeinen.

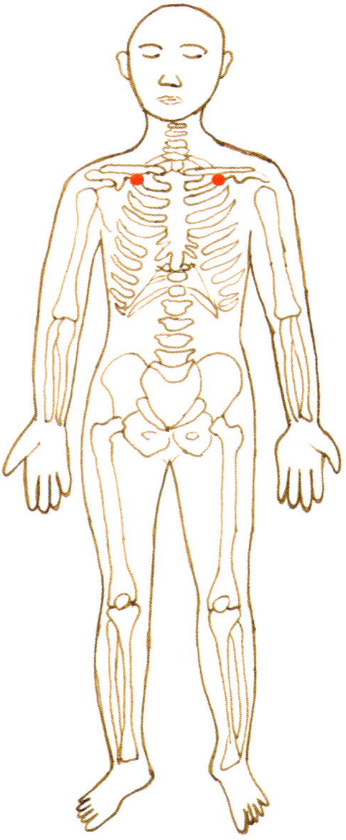

Wirkung

◊ hilft mir, mich vollständig zu fühlen

◊ hilft mir, authentisch zu sein

◊ fördert Offenheit für alles Neue

◊ hilft uns, Hemmungen zu überwinden

◊ hilft mir, mich immer wieder anzupassen (an neue Gegebenheiten, ans Wetter …)

◊ hilft mir, glücklich zu sein im Hier und Jetzt

◊ hilft mir zu erkennen, dass es keine Trennung zwischen innen und außen gibt (was ich in der Welt sehe, sind die Bilder, die ich in mir trage)

◊ hilft mir, die Bilder, die ich in mir trage zu harmonisieren

◊ harmonisiert meine Gedanken, hilft mir objektiver und vernünftiger zu denken

◊ löst mental-emotionalen Stress

◊ harmonisiert mein ganzes Wesen

◊ hilft wenn ich etwas nicht ändern kann: 22 halten

- ◊ hilft bei emotionalen Belastungen
- ◊ hilft bei Panikattacken, Ängsten
- ◊ harmonisiert jede Art von Hyperaktivität
- ◊ bringt Lebensfreude zurück
- ◊ hilft bei Angst vorm Fliegen
- ◊ ist wichtig für den Lymphfluss
- ◊ hilft bei Stauung im Kopf
- ◊ ist wichtig für die Schilddrüse und Nebenschilddrüse
- ◊ zur Vorbeugung von Schlaganfall
- ◊ hilft bei Verdauungsproblemen
- ◊ bringt den Brustraum (13), den Solarplexus (14) und die Leistengegend (15) in Einklang miteinander
- ◊ hilft, wenn die Geburt nicht vorwärtsgeht: 22 halten

Zugehöriger Finger: Zeigefinger

Harmonisieren von SES 22:

Halte beide SES 22 gleichzeitig, über Kreuz (unter Schlüsselbein).

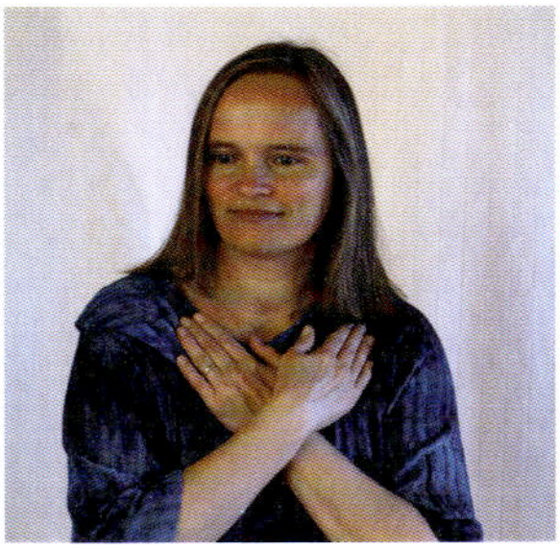

Sicherheitsenergieschloss 23

Bedeutung: Herr und Wächter des menschlichen Schicksals, der Mensch der Verantwortung übernimmt, aufrechterhalten des einwandfreien Kreislaufs

Lage: SES 23 befindet sich in der Mitte des Rückens, unterhalb der letzten Rippen.

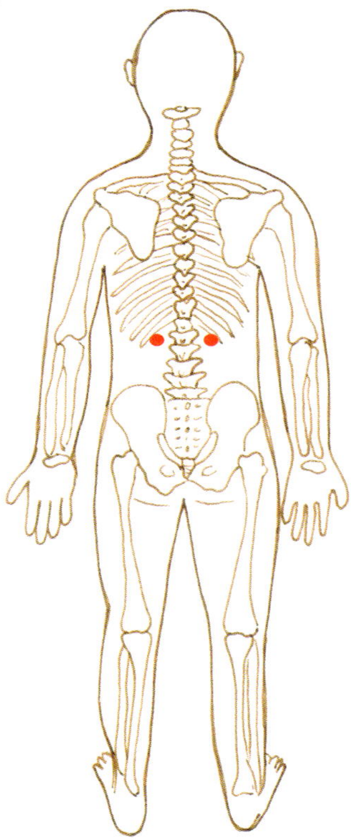

Wirkung

◊ ist ein wichtiges Werkzeug, um Angst zu transformieren

◊ ist der große Lebensstilharmonisierer: korrigiert meinen Lebensstil, so dass ich mein Potential ausdrücken kann

◊ hilft mir, absolute Eigenverantwortung zu übernehmen, mich selbst als Schöpfer meines Lebens zu erkennen

◊ hilft mir, Zusammenhänge zu erkennen

◊ hilft bei Ängsten und Unsicherheiten

◊ hilft, wenn ich mir nichts zutraue

◊ hilft bei Mangeldenken

◊ ist für überkritische Menschen

◊ hilft, wenn ich „nah am Wasser gebaut habe"

◊ hilft, wenn ich nicht weinen kann

◊ lehrt mich Geduld (auch mit mir selbst)

◊ hilft bei Angst vor Krankheit, vor dem Schicksal, vor dem Unbekannten

◊ hilft bei Tumoren und Ansammlungen

◊ ist für Menschen, die immer im Stress sind

◊ verbessert Kreislauf- und Nebennierenfunktion

- ◊ hilft bei allem, was mit dem Kreislaufsystem zusammenhängt
- ◊ hilft bei allem, was mit körperlicher Beweglichkeit zusammenhängt
- ◊ hilft bei allem, was mit der Gehirnfunktion zusammenhängt
- ◊ entspannt die Muskeln
- ◊ harmonisiert die Lymphe
- ◊ lindert Schmerzen
- ◊ mildert Trotzanfälle
- ◊ hilft bei Temperamentausbrüchen, Jähzorn
- ◊ hilft bei Egoismus
- ◊ ist hilfreich für klares Denken
- ◊ hilft bei allen Formen von Sucht
- ◊ hilft bei allen Nierenprojekten
- ◊ ist für die Entgiftung
- ◊ stärkt die Fortpflanzungsenergie
- ◊ hilft bei Diabetes
- ◊ reinigt das Blut

Zugehöriger Finger: kleiner Finger

Harmonisieren von SES 23:
Lege die Hände auf den Rücken, unterhalb des letzten Rippenbogens.

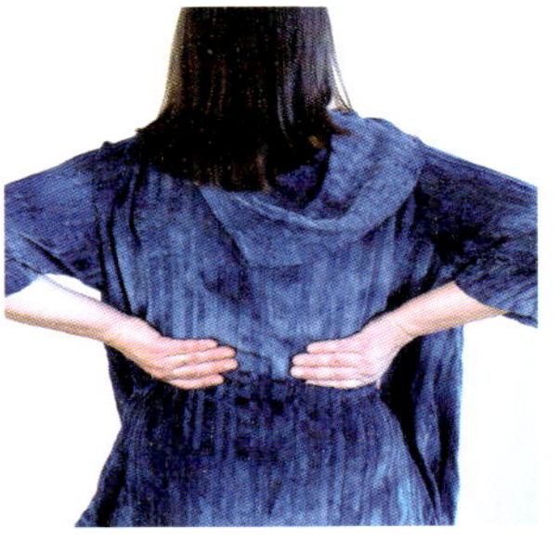

Sicherheitsenergieschloss 24

Bedeutung: Friedensstifter, harmonisiert Chaos

Lage: SES 24 befindet sich am Außenrand des Fußes, etwa in der Mitte zwischen dem kleinen Zeh und der Ferse, gegenüber von SES 6.

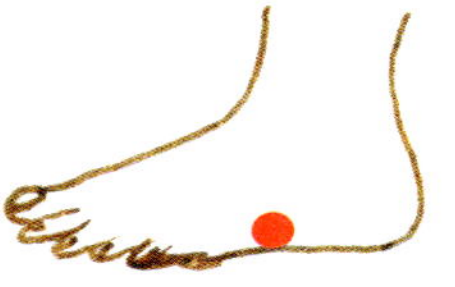
linker Fuß

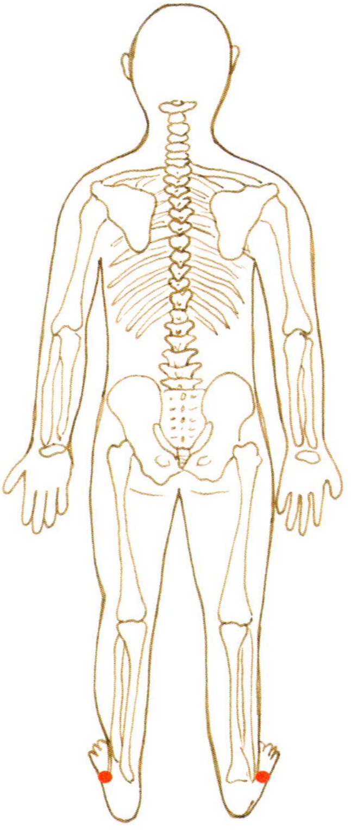

Wirkung:

◊ bringt vollständigen Frieden in Geist und Körper

◊ für Weisheit, Güte und Gelassenheit

◊ löst Verwirrung und Chaos

◊ hilft, alles wieder in eine spirituelle Ordnung zu bringen

◊ hilft mir, in das Gute, das ich bin, hineinzuwachsen

◊ fördert den inneren Frieden, sowohl geistig als auch körperlich

◊ bringt Verständnis

◊ harmonisiert Sturheit, Eifersucht, Rachegefühle

◊ hilft bei Zittrigkeit

◊ ist wichtig für die Gallenblasenfunktion

Zugehöriger Finger: kleiner Finger

Harmonisieren von SES 24:
Ströme beide SES 24 gleichzeitig.

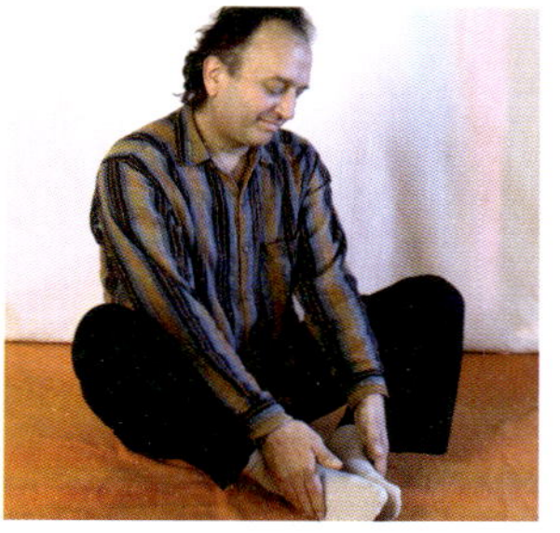

Oder ströme die rechte 24 mit der rechten Hand und die rechte 26 mit der linken Hand.

Und umgekehrt: linke Hand auf linke 24, rechte Hand auf linke 26.

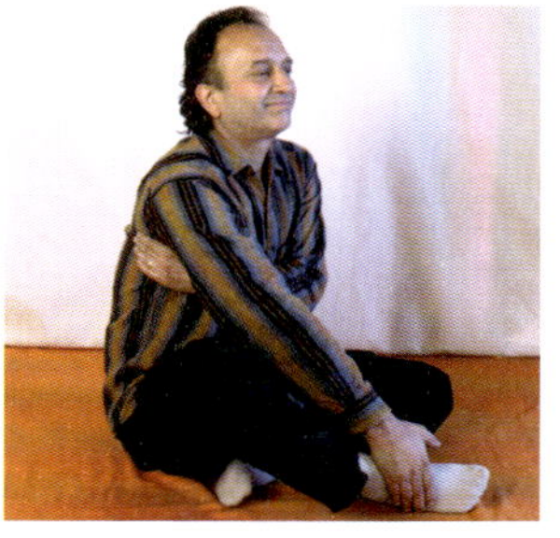

Sicherheitsenergieschloss 25

Bedeutung: Erholung, Regeneration, Auftanken, Konzentration, Gedächtnis, stilles Erneuern. Die Lösungen zu allen Problemen liegen in mir selbst.

Lage: SES 25 befindet sich am Sitzbein, unterhalb des Sitzbeinhöckers, in der Mitte der jeweiligen Pohälften.

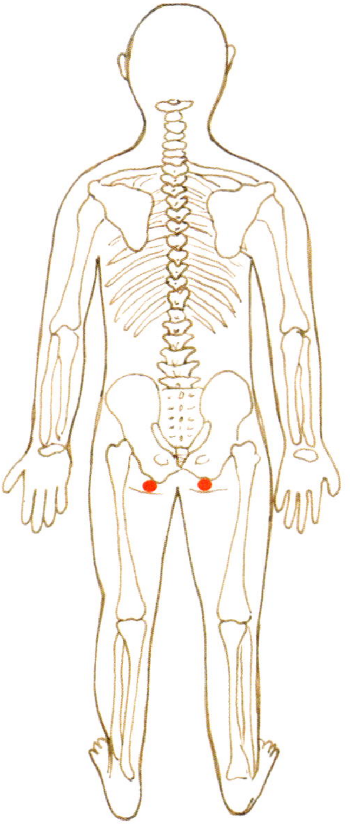

Wirkung:

◊ harmonisiert Ärger
◊ hilft, Wachheit zu entwickeln
◊ ist hilfreich für einen energetischen Geist
◊ ist für geistige Klarheit
◊ stärkt das Gedächtnis
◊ ist für spirituelles Erneuern
◊ hilft, den Kreislauf in Bewegung zu halten
◊ regt die Durchblutung an
◊ ist zur Beruhigung, zum Trösten und zum stillen Erneuern aller Körperfunktionen
◊ ist wichtig für die Blasenfunktionsenergie
◊ wirkt entgiftend, entwässernd

Zugehöriger Finger: Mittelfinger

Harmonisieren von SES 25:
Setze dich einfach auf deine Hände (auf die Handflächen).

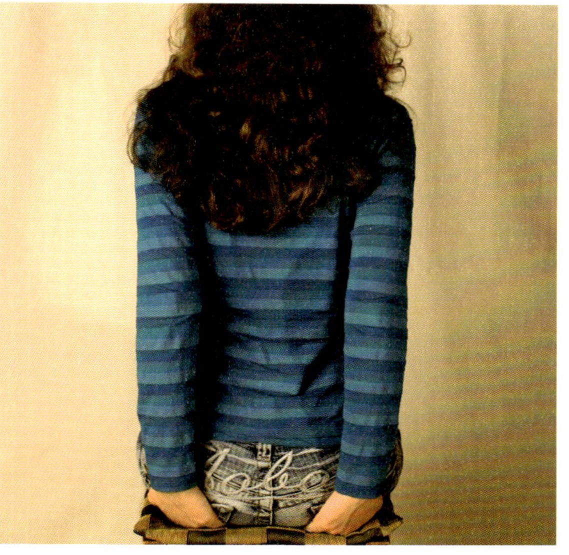

Sicherheitsenergieschloss 26

Bedeutung: Vollständigkeit (beinhaltet Vergangenheit, Zukunft und Gegenwart), absoluter Friede, absolute Harmonie, unbegrenztes Licht, vereint männlich und weiblich

Lage: SES 26 befindet sich am äußeren Rand der Schulterblätter.

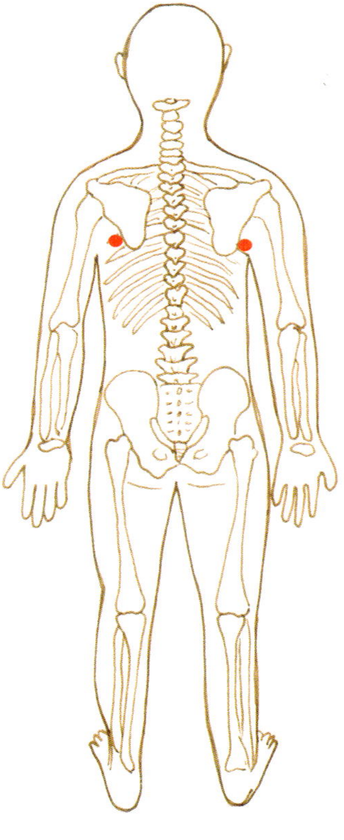

Wirkung:

- ◊ bringt absoluten Frieden und Erkenntnis
- ◊ vermeintliches Getrenntsein wird überwunden. Ich erkenne: die Trennung hat nie stattgefunden.
- ◊ bringt Geborgenheit und tiefe Sicherheit
- ◊ ist für Vitalität und Ausgeglichenheit auf allen Ebenen
- ◊ ist für Selbsterkenntnis
- ◊ hilft mir, anzunehmen, was zu mir gehört, loszulassen, was ich nicht brauche
- ◊ hilft mir, zu erkennen, dass es keine Begrenzung gibt, dass alles möglich ist
- ◊ bringt spirituelle Energie und Harmonie
- ◊ hilft bei Schmerzen in den Armen, vor allem beim Heben
- ◊ ist wichtig für Lymphsystem und Lymphfluss
- ◊ hilft bei dicken Lymphknoten

◊ hilft bei Tumoren, Krebs (auch zur Vorbeugung): vor allem linker Strom
◊ ist für alle Ansammlungen
◊ hilft bei Warzen
◊ hilft bei Zittern

Zugehöriger Finger: kleiner Finger, Handinnenflächen

Harmonisieren von SES 26:
Gib dir selbst eine große Umarmung!

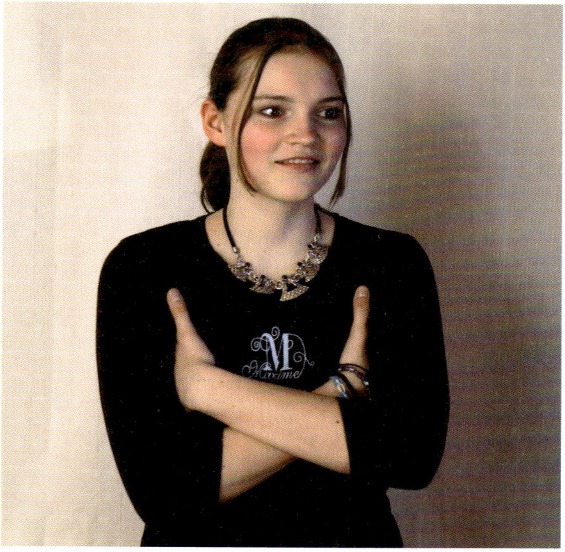

Teil 3: Die praktische Anwendung

Im vorherigen Teil wurden die Theorie erläutert, die Zusammenhänge, die Verbindung zwischen den Sicherheitsenergieschlössern und körperlichen und emotionalen Auswirkungen aufgezeigt. Nun geht es darum, dieses Wissen auch anzuwenden.

Indem wir unsere Finger oder die jeweiligen Sicherheitsenergieschlösser halten – strömen –, harmonisieren wir unsere Gedanken, Emotionen und Einstellungen und damit unseren gesamten Energie- und Körperhaushalt.

Die dazugehörenden Affirmationen helfen uns, **unsere Energie und Aufmerksamkeit nicht auf den Mangel zu lenken, auf das, was nicht stimmt, sondern auf das, was wir wollen! Auf das, was wir SIND, auf das Heilsein, auf unser wirkliches Ich.**

Was mir zum Thema „Affirmationen" noch am Herzen liegt: „affirmare" heißt bestätigen, bekräftigen, bestärken. Mit Affirmationen schaffen wir in uns positive Glaubenssätze und festigen diese. Was ich aber als wichtige Voraussetzung sehe, ist, dass es nicht darum geht, die alten, negativen Glaubenssätze, die wir in uns tragen, mit neuen, positiven Affirmationen zu überdecken und zuzubetonieren. Alles, was man wegdrängt, drängt früher oder später wieder an die Oberfläche. Es geht vielmehr darum, die alten Muster aufzudecken, wahrzunehmen, zu erkennen, wie sie mein Leben durchzogen und meine Realität erschaffen haben. Und mich dann zu erinnern, wer ich in Wirklichkeit bin, neue Wege zu öffnen, auf denen die Vollkommenheit meines Seins in Erscheinung treten kann. Und nun sind wir wieder bei den Gedanken. Ich entscheide, was ich denke. Und ich entscheide mich jetzt für lichtvolle, liebevolle, harmonische und glückliche Gedanken, die Freude, Gesundheit, Fülle und Erfolg in mein Leben bringen. Und diese Gedanken denke ich immer und immer wieder, bis ich völlig durchdrungen bin davon, bis ich Liebe, Gesundheit, Freude, Fülle BIN.

Das ist der Sinn von Affirmationen. Ich bestärke und festige meine positiven Gedanken und lade sie damit in mein Leben ein.

„Alle Wunschformulierungen und Affirmationen dienen nur einem Ziel: Das eigene Resonanzfeld umzuprogrammieren. Affirmationen sind Bejahungen, die unsere Lebensziele verstärken. Doch in Wirklichkeit bewirken sie wesentlich mehr. Mit Affirmationen bauen wir wohl am schnellsten das ideale Resonanzfeld für unsere Wünsche auf und programmieren unser Gehirn gezielt um, vor allem, da sie sich überall und zu jeder Zeit einsetzen lassen. Affirmationen helfen uns, am schnellsten unseren Glauben zu transformieren. Affirmationen, die immer und immer wieder gedacht oder gesprochen werden, wandern tief in unser Unterbewusstsein und verändern unsere gesamte Grundeinstellung … Der Verstand beginnt, alte Programme aufzulösen und neue zu ordnen. Wir ersetzen also unsere bisher eher sabotierenden negativen Muster und Glaubenssätze mit neuen, positiven Überzeugungen. Wesentlich ist dabei nur, dass wir unseren Affirmationen absoluten Glauben schenken. Wir müssen sie mit Haut und Haaren *fühlen*. Denn wir ziehen *das* in unser Leben, was wir auch *wirklich fühlen und glauben*“

(Pierre Franck – „Das Gesetz der Resonanz“)

Aber wichtig ist die Mühelosigkeit. Wenn dir die Affirmationen schwerfallen oder du Widerstand spürst, dann atme einmal tief durch, halte einfach deinen Finger oder die entsprechenden Sicherheitsenergieschlösser. Denn: **Strömen harmonisiert auch die Gedanken. Du brauchst dich nicht zu bemühen.**

Grundharmonisierung durch Fingerhalten, 36 Atemzüge und Zentralstrom

Wir haben mit Jin Shin Jyutsu verschiedene Möglichkeiten, uns täglich zu harmonisieren.

1. Fingerhalten

Das Fingerhalten wurde bereits im ersten Teil beschrieben, mit Zusammenhängen und Erklärungen. Hier geht es nun um die konkrete Anwendung, verbunden mit Affirmationen, positiven Sätzen und Gedanken, ausgerichtet auf das, was wir WOLLEN.

Und: Finger halten können wir überall, wo wir die Hände frei haben.

Erinnere dich an den ersten Teil: unser emotionales Feedback-System. Unsere Gefühle zeigen uns, wo wir gerade gedanklich stehen. Wo wir überhaupt gerade stehen. Unangenehme Gefühle wollen uns nur sagen: „Du bist nicht im Einklang mit deinem inneren Wesen, mit deinem wahren Sein."

Und wenn du das spürst, wahrnimmst, bedanke dich bei deinem gigantischen emotionalen Leitsystem – und halte deine Finger oder den Finger, der mit dem jeweiligen Gefühl in Verbindung steht. Du musst nichts verdrängen, keine verzweifelte Gedankenakrobatik machen, um wieder positive Gedanken zu schaffen und damit positive Gefühle. In Mühelosigkeit einfach Finger halten, mich daran erinnern, wer ich in Wirklichkeit bin.

Wenn wir das Fingerhalten mit positiven Affirmationen verbinden, haben wir uns einen schnellen Weg geschaffen, um wieder mit unserem Denken und Fühlen in Harmonie zu kommen.

Daumen: Von der Sorge zu Vertrauen und Gewissheit

Während du deinen Daumen hältst, erfülle dein Bewusstsein mit dem, was du willst:
Vertrauen und innere Gewissheit.
Dafür helfen dir folgende Affirmationen:
Ich lasse los und vertraue dem Fluss des Lebens.
Ich bin sicher und geborgen und nehme das Leben mit Leichtigkeit.
Ich liebe und akzeptiere mich. Das Leben stimmt mit mir überein.

Zeigefinger: Von der Angst zur Liebe

Während du deinen Zeigefinger hältst, erfülle dein Bewusstsein mit dem, was du willst:
Liebe und Vertrauen ins Leben.
Dafür helfen dir folgende Affirmationen:
Ich akzeptiere und liebe mich.
Ich vertraue dem Prozess des Lebens.
Ich sehe mit Liebe und Freude.

Mittelfinger: Von der Wut zu Verständnis und innerem Frieden

Während du deinen Mittelfinger hältst, erfülle dein Bewusstsein mit dem, was du willst:
Inneren Frieden und Verständnis.
Dafür helfen dir folgende Affirmationen:
Frieden und Harmonie erfüllen und umgeben mich jederzeit.
Mein Denken ist in Frieden.
Ich erinnere mich an mein wahres Wesen, das Friede und Harmonie ist.

Ringfinger: Von der Traurigkeit zu Lebensfreude

Während du deinen Ringfinger hältst, erfülle dein Bewusstsein mit dem, was du willst:
Lebensfreude.
Dafür helfen dir folgende Affirmationen:
Frieden umgibt und durchdringt mich.
Ich bin eins mit der göttlichen Quelle.
Liebe und Freude sind mein geistiges Erbe, ich lasse es jetzt zu.

Kleiner Finger: Von der Bemühung zum Loslassen, zum mühelosen Sein

Während du deinen kleinen Finger hältst, erfülle dein Bewusstsein mit dem, was du willst:
Loslassen, Mühelosigkeit.
Dafür helfen dir folgende Affirmationen:
Ich lasse los und gebe mich dem Leben hin.
Ich gebe den Widerstand auf und bin im Fluss.
Das Leben trägt mich. Ich vertraue meiner inneren Führung.

Wichtig: Wenn wir in negativen Emotionen scheinbar gefangen sind, hilft es uns gar nichts, wenn wir versuchen, sie zu verdrängen. Sobald wir Widerstand fühlen, tendieren wir zum Verdrängen. Also: Halte deinen Finger, der mit deiner momentanen Emotion in Verbindung steht. Lass das Gefühl zu, jedes Gefühl zeigt mir nur, wo ich gerade stehe. Und durch das Strömen werden sich die Gefühle ändern, harmonisieren. Und indem du deine Gedanken dahin lenkst, was du WILLST, werden sich ebenfalls deine Gefühle schnell verändern.

2. Die 36 Atemzüge

Wie schon im ersten Teil dargestellt, sind die bewussten 36 Atemzüge eine wundervolle Hilfe, unser Denken und Fühlen wieder in Harmonie zu bringen.

Setze dich bequem hin und gib dir selbst eine große Umarmung. Die Daumen zeigen nach oben und liegen ungefähr auf SES 13, die restlichen Finger liegen unter der Achsel in der Nähe von SES 26.

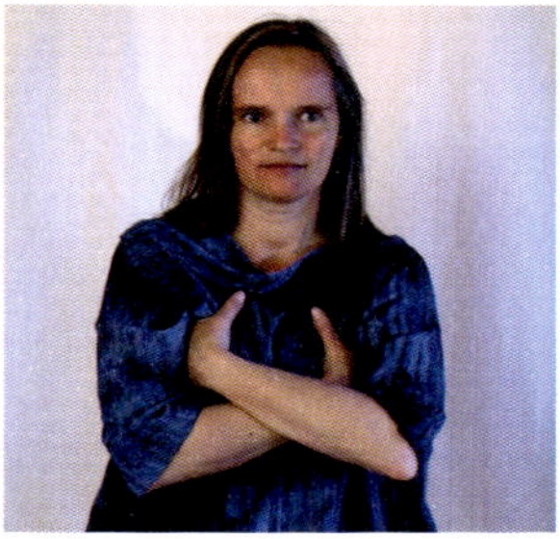

Atme einmal tief ein – und wieder aus.

Dann atme ein, zähle 1 – und atme wieder aus.

Dann atme ein, zähle 2 – und atme wieder aus.

Das geht so weiter bis 36.

Die Aufmerksamkeit lenke auf das Ausatmen.

Ausatmen = Loslassen. Wenn wir das Alte nicht loslassen, können wir das Neue nicht empfangen. Aber bemühe dich um nichts. Lass einfach geschehen. Lass dich einfach atmen vom Leben, ein und aus, ein und aus …

Lass beim Ausatmen alles los, was dich belastet. Sei das Fallenlassen deiner Schultern. Atme alle Disharmonie, alle Belastungen aus. Gib dich dem Leben hin. Es atmet durch dich. Du musst dich um nichts bemühen.

Das Zählen kann wie ein Mantra wirken, das dir hilft, dich zu entspannen, loszulassen.

Auch Gedanken loszulassen. Sei einfach hier und jetzt und lass dich atmen vom Leben.

Was will ich einatmen?
Was will ich ausatmen?
Was bin ich bereit, loszulassen?
Was bin ich bereit, anzunehmen?

3. Der Hauptzentralstrom

Der Zentralstrom wurde auch schon im vorherigen Teil beschrieben. Er ist unsere direkte Verbindung zur universellen Energie. Unsere Hauptversorgungsquelle sozusagen. Die Verbindung zwischen Geist und Materie. Er fließt ununterbrochen durch uns. Er versorgt uns mit der Lebensenergie und strömt unablässig an unserer Körpervorderseite hinunter und an der Körperrückseite wieder hinauf. Indem wir bestimmte Energiepunkte halten, können wir diesem Strom helfen, kraftvoll und ungehindert durch uns zu fließen.

Im Folgenden werde ich die einzelnen Schritte noch einmal beschreiben, verbunden mit kraftvollen Affirmationen.

Am gemütlichsten ist es, wenn du dich beim Strömen dieses Stroms auf den Rücken legst, du kannst dich natürlich in jeder anderen Position strömen, wichtig ist nur, dass du es bequem hast und dich entspannen kannst.

1. Die *rechte Hand* liegt auf der **Kopfmitte**, die *linke Hand* liegt **zwischen den Augenbrauen**.

   Ich bin verbunden mit dem ewigen Strom des Lebens.

   Ich bin Fluss und fließe in der Mitte allen Seins.

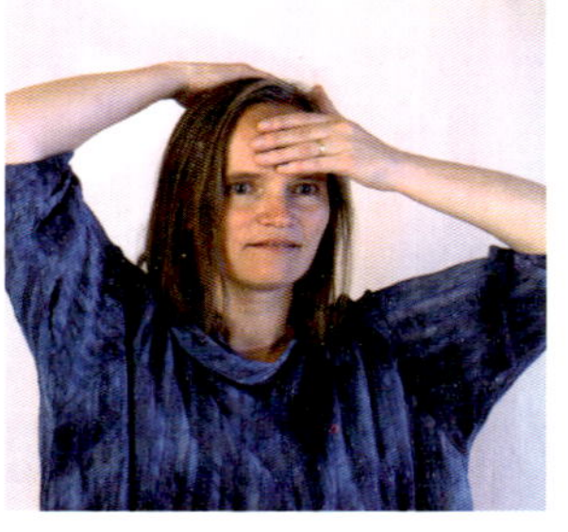

2. Die *rechte Hand* bleibt auf der Kopfmitte, die *linke Hand* geht auf **Nasenrücken** und **Nasenspitze**.

   Alles, was ich denken und mir vorstellen kann, kann ich erreichen. Die Begrenzungen existieren nur in meinem Denken.

   Ich bin sicher und geborgen.

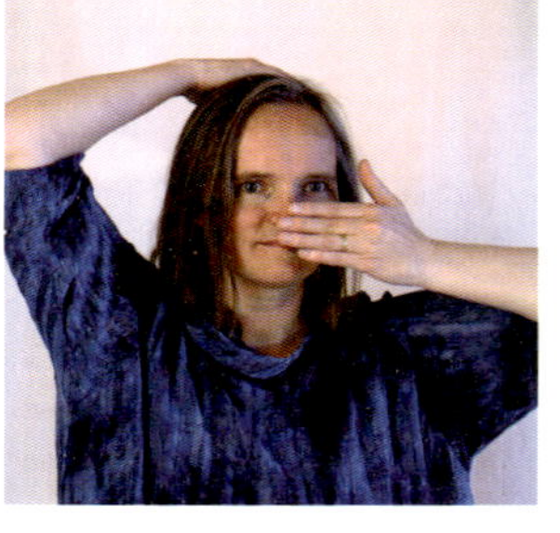

3. Die *rechte Hand* bleibt auf der **Kopfmitte**, die *linke Hand* liegt am **Halsgrübchen**.

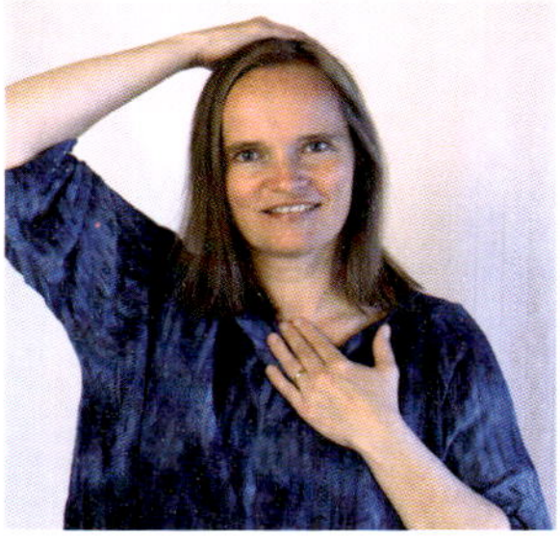

Ich akzeptiere, was IST.

Es gibt keine Trennung zwischen Innen und Außen. Ich lasse Harmonie zu und erlebe auch in der Außenwelt Harmonie.

Ich bin zufrieden und glücklich, wo immer ich gerade bin.

4. Die *rechte Hand* bleibt auf der **Kopfmitte**, die *linke Hand* liegt auf der **Mitte des Brustbeins**.

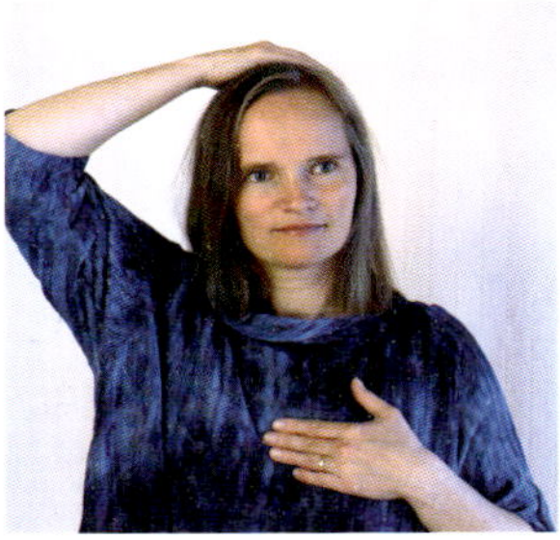

Ich erneuere mich auf allen Ebenen. Ich bin Freude, Harmonie, Gesundheit und Wohlstand.

Ich bin meiner selbst bewusst, ich öffne mein Herz für mich und alle anderen.

5. Die *rechte Hand* bleibt auf der **Kopfmitte**, die *linke Hand* geht weiter bis **ca. zwei Finger breit oberhalb des Bauchnabels**.

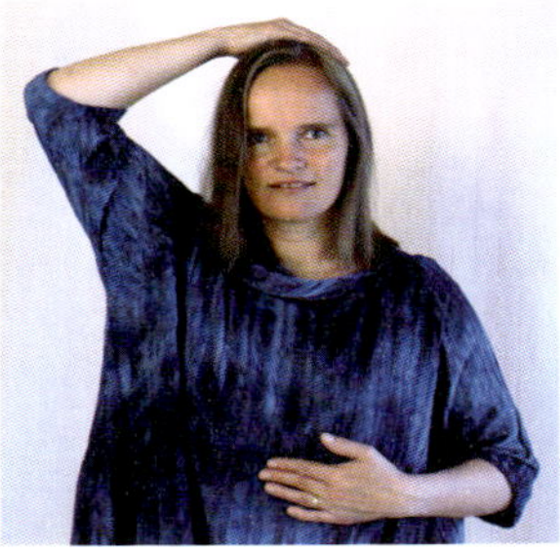

Ich BIN. Ich bin authentisch.

Ich bin sicher und geborgen.

Ich bin eins mit der unendlichen Quelle und werde mit allem versorgt, was ich brauche.

6. Die *rechte Hand* bleibt auf der **Kopfmitte,** die *linke Hand* liegt auf dem **Schambein.**

   Mein Denken ist im Frieden.

   Ich bin in Sicherheit.

   Alle Kraft liegt in mir.

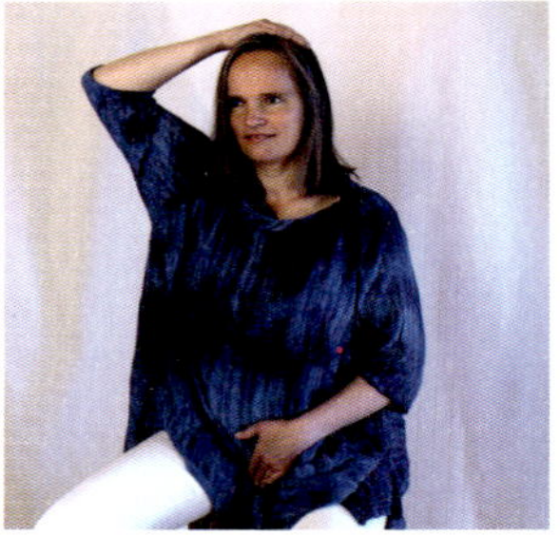

7. Die *rechte Hand* wandert zum **Steißbein**, während die *linke Hand* auf dem **Schambein** bleibt.

   Die Lösungen zu allen meinen Problemen liegen in mir selbst.

   Ich bin ganz, vollkommen, stark, machtvoll, liebevoll, harmonisch und glücklich.

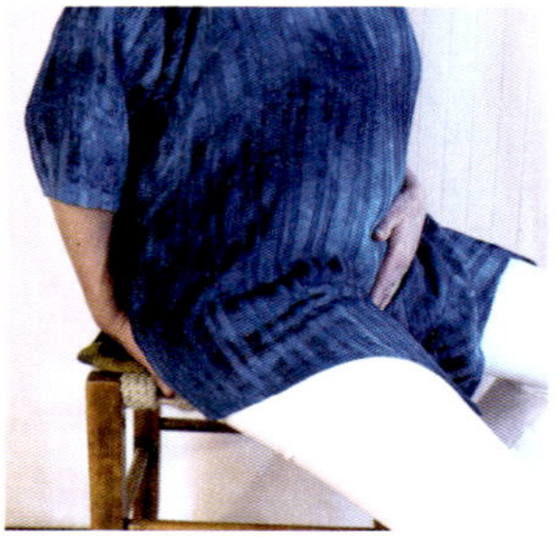

4. mein 26-Wochen-Programm

Für mich war und ist immer wieder Thema, um die kosmischen Gesetze zu wissen, aber dann doch immer wieder zurück in alte Gedankenmuster zu fallen – wider besseres Wissen.

Jin Shin Jyutsu ist eine unglaubliche Hilfe, bewusst mein Leben zu erschaffen. Wie gesagt, die Gedanken schaffen die Gefühle und die Gefühle erschaffen unsere Außenwelt. Strömen bringt unser Denken in Frieden und harmonisiert unsere Gefühle.

Und was wichtig ist, um eine wirkliche Änderung herbeizuführen: dranbleiben.

Wenn sich ein Vogel in die Lüfte erhebt, muss er stark und regelmäßig mit seinen Flügeln schlagen, braucht also stetig relativ viel Energie. Erst danach, wenn er in der Luft ist und ruhig dahinfliegt, wird es mühelos, braucht er nur noch ein Minimum an Energie.

Ebenso ist es bei unserem eigenen Start in unser bewusstes Erschaffen. Wissen allein nützt uns nichts, wenn wir es nicht anwenden. Und das konsequent. Denn wenn wir uns etwas wünschen, es uns vorstellen, uns fühlen, als hätten wir es bereits, dann ist es wichtig, dass wir zwischendrin nicht ständig wieder Energie in unsere alten Ängste und Zweifel stecken. Sonst sind wir wie ein flügellahmer Vogel, der nach kurzem Flattern wieder auf dem Boden landet, aber nie ganz abhebt und sich in die Lüfte schwingt.

Ich selbst stieß immer wieder an meine eigenen Grenzen, wenn es darum ging, meine Gedanken bewusst zu lenken und gerichtet zu halten. Immer wieder schossen alte Ängste dazwischen.

Verbunden mit dem Strömen allerdings merke ich, wie es mir immer leichter fällt, meine Gedanken und Gefühle so zu ändern, dass ich mir immer mehr das erschaffen kann, was ich eigentlich will. Und es ist gut, konsequent dranzubleiben, so dass sich in uns neue Bahnen bilden, neue Strukturen, harmonische, lichtvolle und freudvolle. Dann werden wir nicht länger automatisch immer wieder in alte Glaubensmuster, emotionale Verstrickungen und Verletzungen zurückfallen.

Dazu bietet dir das 26-Wochen-Programm eine gute Möglichkeit. Indem du jede Woche ein Energieschloss öffnest und offen hältst, dir Zusammenhänge bewusst machst, die Bedeutung dieser Energie erkennst und dir darüber klar wirst, was du WILLST, werden sich diese neuen Bilder in dir festigen, werden all deine Energieströme wieder kraftvoll fließen und neue positive Gedanken und damit verbunden harmonische Gefühle deine neue Wirklichkeit gestalten.

Deine harmonische, freudvolle Innenwelt wird eine ebensolche Außenwelt erschaffen. Und du wirst erfahren, ganz und gar, was es heißt, bewusst Schöpfer zu sein.

Wie innen, so außen.

Nimm dir mindestens einmal am Tag mindestens 15-20 Minuten Zeit. Such dir einen schönen Platz, an dem du dich wohlfühlst und wo du nicht gestört wirst.

Setze dich entspannt und aufrecht hin. Mache zuerst die **36 Atemzüge**, um bewusst alles loszulassen, was dich belastet oder einengt. Auch die Gedanken. Wenn sie kommen, lass sie wieder gehen. Sei mit deiner Aufmerksamkeit beim Ausatmen, doch lasse einfach geschehen. Lasse das Leben durch dich atmen.

Danach halte dir die jeweiligen Energiepunkte, um die Energieschlösser der Reihe nach zu öffnen. Bleibe bei jedem Punkt ungefähr eine Woche lang und geh erst dann zum nächsten über.

Eine Woche – 7 Tage – 7 bedeutet Sieg,
vollkommene Lebenskraft.
Die 7 sagt: „Wirklichkeit ist einfach."
Die 7 ist die Zahl der Heilung.

Und bei der 7 geht es immer um Übergänge. Ich schaue meine tiefsten Ängste an – und gehe weiter, ich gebe nicht auf, sondern erlange den Sieg über mich selbst.

26 Wochen –
26 bedeutet vollkommener Friede, vollkommene Harmonie, Vollständigkeit

Während du die Punkte strömst, halte deine Aufmerksamkeit darauf gerichtet, was du WILLST.
Stell dir vor, wie du leben willst: in Fülle, gesund, harmonisch, glücklich(?). Lass deine Aufmerksamkeit auf dem, was du willst. Auf der Fülle. Auf all dem Schönen, das du in dein Leben ziehen willst. Und zugleich bekommst du noch ein paar Affirmationen als Hilfe, die du auch anwenden kannst, um dein Denken und Fühlen in Harmonie zu bringen.

1. Woche: SES 1: Der Urbeweger

Der Urbeweger bringt alles in Bewegung. Wenn alles in Bewegung ist, kann sich kein Chaos festsetzen. Dann können auch keine Einstellungen entstehen. Dann bleibt alles – Geist, Körper und Emotionen – in Harmonie. Dann sehen wir die Welt mit anderen Augen.
Die 1 erzählt von der Einheit, der Aufhebung der Trennung. **Ich erkenne mich selbst.**
Ich erkenne die Einheit allen Seins, alles liegt in mir.
Ich erwache zum Schöpferbewusstsein.
Die 1 fügt alles zusammen, was vorher getrennt war. Wir leiden, weil wir alles getrennt sehen und nicht als großes Bild.
Um SES 1 zu öffnen, halte dir die Innenseiten deiner Knie.

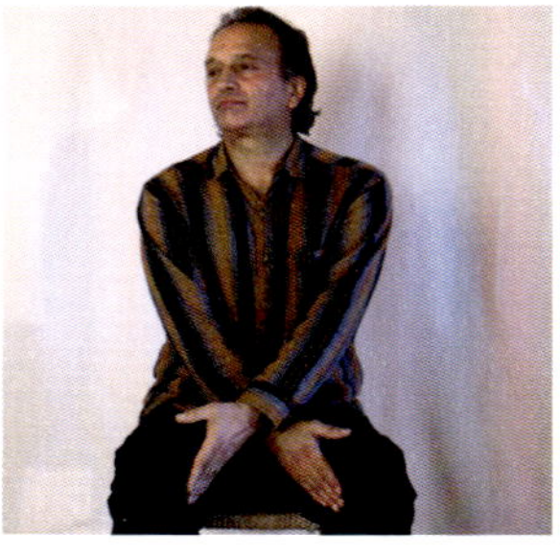

MÖGLICHE AFFIRMATIONEN:

Ich bin verbunden mit der universellen Kraft. Alles ist möglich.
Es gibt nur diese EINE Lebenskraft. Ich bin in Sicherheit.
Die universelle Kraft fließt in mir und durch mich. Ich lasse alle Begrenzungen los und erschaffe mein Leben neu.
Alles ist möglich. Ich sehe die Welt mit anderen Augen und erkenne mich selbst.

Zugehöriger Finger: Daumen

2. Woche: SES 2: Empfangen – Empfängnis – Aufrichten – Erkenntnis – Lebenskraft

Je mehr ich erkenne, desto aufrechter kann ich durchs Leben gehen. SES 2 unterstützt geistige und emotionale Klarheit und verbindet mich mit meiner Lebenskraft.
Die 2 steht für Einatmen – Inspiration – ich lasse mich inspirieren.
Die 2 hilft uns, das Wesentliche zu erkennen.

Um SES 2 zu öffnen, stütze deine Hände in die Hüften, so dass der Daumen nach vorne zeigt und die anderen Finger oberhalb der Beckenknochen liegen.

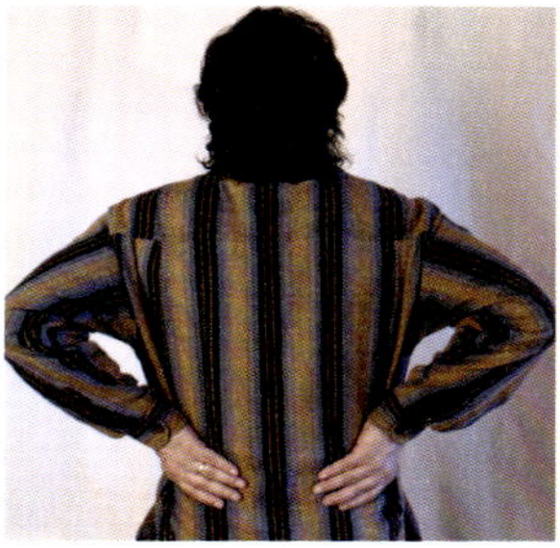

MÖGLICHE AFFIRMATIONEN:

Ich erkenne mich selbst. ICH BIN.
Ich lasse mich atmen vom Leben. Es wird für mich gesorgt.
Ich bin grenzenlose Lebenskraft.
Alles, was ich glauben und mir vorstellen kann, kann in Erscheinung gerufen werden.

Zugehöriger Finger: Ringfinger

3. Woche: SES 3: Rhythmus – Bewegung – Kontinuität – Transformation

SES 3 hilft mir, das Wesentliche zu erkennen, bewusst in meiner Mitte zu sein. Es ist die Verbindung zwischen Aus- und Einatmen. Zwischen SES 1 und SES 2. Zwischen Loslassen und Empfangen.
Die 3 erzählt von Bewegung, verbindet die Idee (1) mit der Weisheit (2) und hilft uns, in die Handlung zu kommen. Wir kommen aus unserer starren Haltung und sehen Dinge anders, klarer.
Die 3 ist die Tür, die von alleine aufgeht, wenn ich mich bewege.

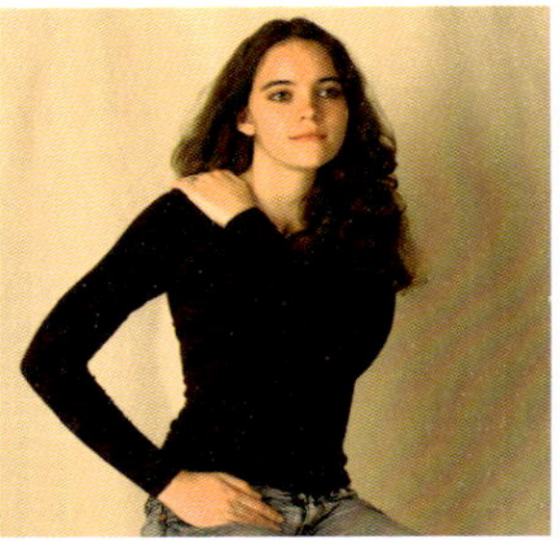

Um SES 3 zu öffnen, lege die linke Hand auf die rechte Schulter zwischen der oberen Ecke des Schulterblattes und der Wirbelsäule und die rechte Hand in die rechte Leiste auf SES 15.

Und umgekehrt: rechte Hand auf linke Schulter und linke Hand in linke Leiste.

MÖGLICHE AFFIRMATIONEN:

Ich bin eingebunden in den Rhythmus des Lebens. Ich lasse mich tragen vom Leben.
Ich gebe den Widerstand auf und spüre, wie Heilung geschieht.
Ich begegne den Herausforderungen des Lebens mit Leichtigkeit.
Alles, was ich brauche, liegt in mir.

Zugehöriger Finger: Mittelfinger

4. Woche: SES 4: Vertrauen – Urvertrauen

Ist SES 4 offen, strömt der lebensspendende Atem kraftvoll in und durch mich, ebenso wie das Licht des Wissens.
Alle Ängste und Zweifel lösen sich auf.
SES 4 hilft mir, klar zu sehen, was IST, was ich wirklich will und welche Aufgabe ich leben will.
SES 4 ist die Brücke, die den Lebensatem aus dem Unsichtbaren in die sichtbare Form fließen lässt.
Die 4 erzählt von Verwirklichung, davon, meine Visionen in die Realität zu bringen.
Ich erkenne, dass Visionen nur wachsen können, wenn ich sie im Vertrauen auf ihre Erfüllung wieder loslasse.
SES 4 hat mit Urvertrauen, Gottvertrauen zu tun.
Um SES 4 zu öffnen, lege deine beiden Hände in den Nacken unterhalb der Schädelknochen.

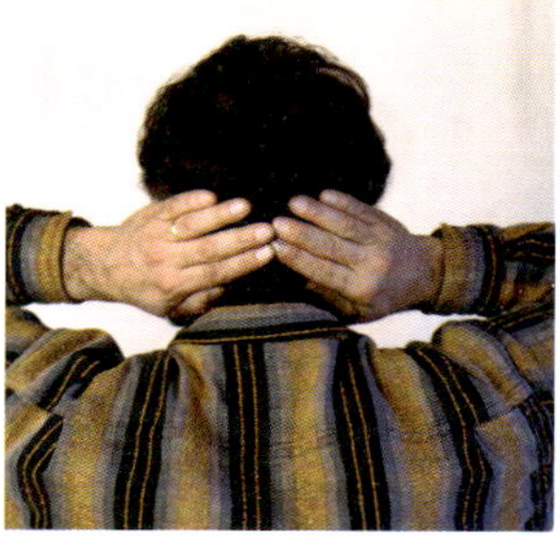

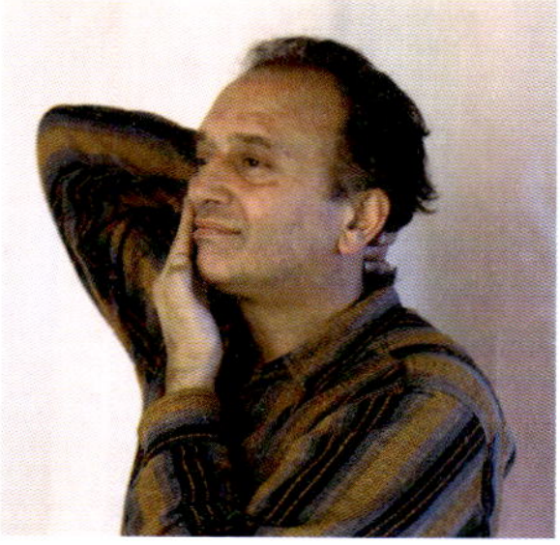

Oder lege die rechte Hand auf die linke 4, die linke Hand auf die rechte 21. Und für die andere Körperseite umgekehrt: linke Hand auf rechte 4, rechte Hand auf linke 21.

MÖGLICHE AFFIRMATIONEN:

Ich spüre, wie das Leben durch mich atmet.
Ich bin sicher und geborgen und spüre, wie das Leben mich trägt.
Ich sehe deutlich, was ich will, und lasse alle Begrenzungen los.
Ich lasse alles los und weiß, dass für mich gesorgt ist.

Zugehöriger Finger: Ringfinger

5. Woche: SES 5: Erneuerung – Altes loslassen – Neues annehmen

SES 5 wird auch unser „Innerer Psychologe“ genannt. Denn das Öffnen dieses Energieschlosses löst Ängste, schafft Urvertrauen und hilft, Begrenzungen aufzulösen. Es bringt Weisheit und innere Einsicht. Es hilft uns, Altes, nicht mehr Dienliches loszulassen, damit das Neue angenommen werden kann.
SES 5 trägt die Energie des inneren Kindes und hilft, sich immer wieder mit Vertrauen auf die Welt einzulassen und auf die Stimme des Herzens zu hören.
Die 5 erzählt von Lebendigkeit, Freiheit, Unerschrockenheit, Lebenswille, Unvoreingenommenheit.

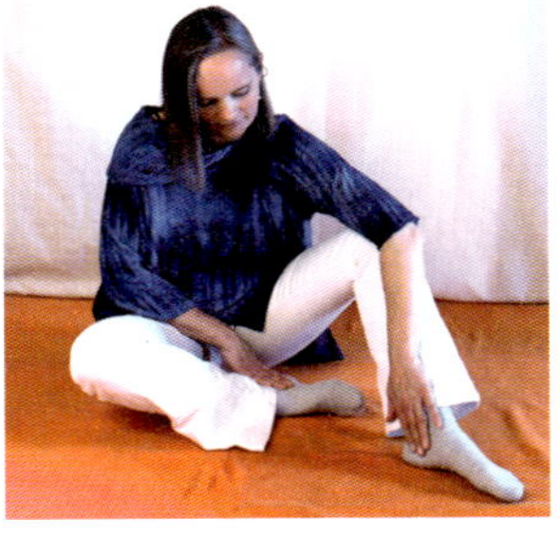

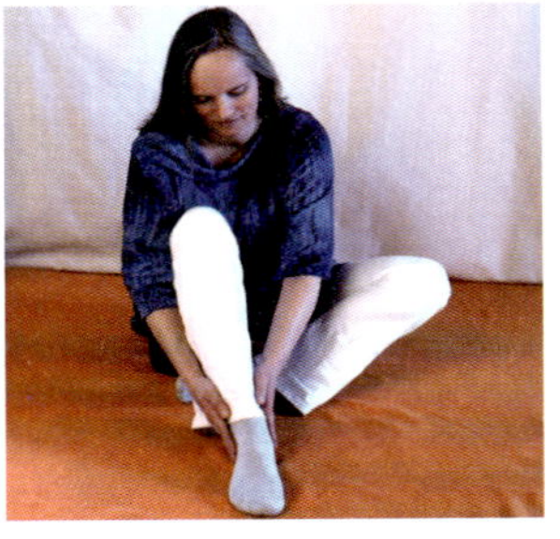

Um SES 5 zu öffnen, lege die linke Hand an die Innenseite des linken Fußes unterhalb des Knöchels und die rechte Hand an die Innenseite des rechten Fußes unterhalb des Knöchels.

Oder lege die linke Hand an die rechte 5, die rechte Hand an die rechte 16 (Außenseite Knöchel).

Und umgekehrt: rechte Hand an linke 5, linke Hand an linke 16.

MÖGLICHE AFFIRMATIONEN:

Ich bin sicher und geborgen und erschaffe bewusst das, was ich will.
Ich traue dem Prozess des Lebens. Ich bin in Sicherheit.
Ich bin frei, ich selbst zu sein, und so, wie ich bin, bin ich wunderbar.
Ich spüre, wie Heilung und Erneuerung geschehen.
Ich begegne dem Leben unvoreingenommen und frei.

Zugehöriger Finger: Zeigefinger

6. Woche: SES 6: Balance – Gleichgewicht – Unterscheidungsfähigkeit

Die 6 vereinigt die Gegensätze. Sie hilft mir, zu unterscheiden, was meine Intuition, mein höheres Bewusstsein ist und was aus meinem Unbewussten aufsteigt (Ängste, Verdrängtes).
Die 6 erzählt von Intuition und Erdung und Mut. Alle Aspekte, die ich ändern möchte, muss ich erst einmal lieben und annehmen.
Strömen wir SES 6, kommen wir in unsere innere Balance und finden zurück zu emotionalem und körperlichem Gleichgewicht. Ängste lösen sich auf. Verständnis für uns und andere entsteht. Wir kommen wieder bei uns selbst an, Irritationen verschwinden, scheinbar unlösbare Probleme lösen sich auf. Klarheit entsteht und ebenso innere Stärke.

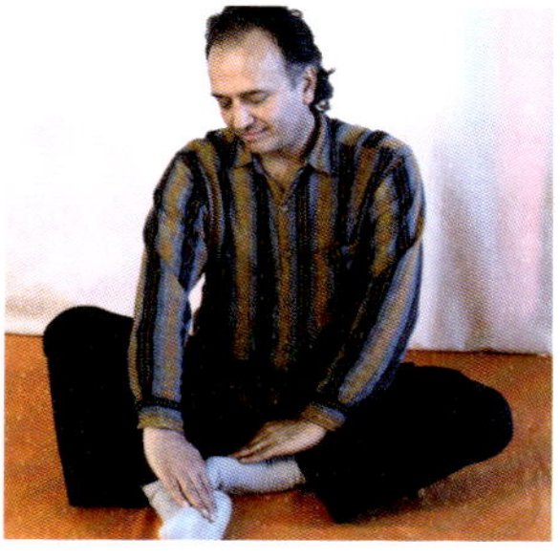

Um SES 6 zu öffnen, lege die linke Hand in die linke Fußwölbung an der Innenseite des Fußes und die rechte Hand auf den entsprechenden Punkt am rechten Fuß.

MÖGLICHE AFFIRMATIONEN:

Ich BIN Ausgeglichenheit und Liebe.
Mein Denken ist in Frieden.
Harmonie und Frieden, Liebe und Freude umgeben und erfüllen mich.
Liebevoll umarme ich alle Aspekte meines Seins. Ich bin in Sicherheit.

Zugehöriger Finger: Zeigefinger

7. Woche: SES 7: Sieg – Ausströmen grenzenloser Lebenskraft

SES 7 hilft uns, loszulassen, was uns behindert und unseren Erfolg erschwert. Ist die 7 offen, spüren wir, wie die reine Lebenskraft ungehindert durch uns fließt. Dieses SES hilft uns, ganz in der göttlichen Harmonie und Schöpferkraft zu sein und daraus zu handeln. Wir hören auf, uns zu bemühen zu sein, wer wir sind, und SIND endlich angekommen. Die 7 erzählt von Heilung alter Wunden, vom Mut, meine Ängste anzuschauen, und vom Sieg über mich selbst.

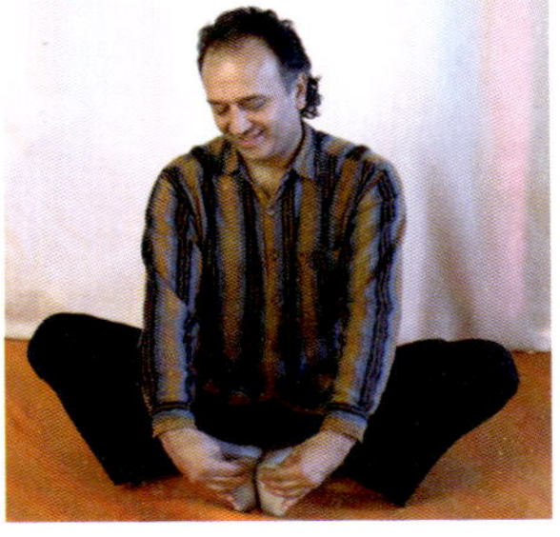

Um SES 7 zu öffnen, halte die Unterseite deiner großen Zehen.

MÖGLICHE AFFIRMATIONEN:

Ich BIN grenzenlose Lebenskraft.
Alles Belastende fällt von mir ab, und ich spüre, wie ich durch und durch mit neuer Energie erfüllt bin.
Ich bin frei, ich selbst zu sein, ich erschaffe mein Leben aus dem reinen Sein.
Ich erfülle meine Aufgaben mit Freude und Leichtigkeit.

Zugehöriger Finger: Ringfinger

8. Woche: SES 8: Rhythmus – Stärke – Frieden – Achtsamkeit

Die 8 verbindet Oben und Unten, Himmel und Erde, Innen und Außen. Sie sagt: wie oben, so unten, wie innen, so außen. Sie erinnert uns immer wieder daran, dass die Außenwelt ein Spiegel der Innenwelt ist. Sie erinnert uns daran, achtsam zu sein, bewusst hinzuspüren, wo ich mich gerade mit meinen Gedanken und Emotionen befinde, denn damit schaffe ich meine Wirklichkeit.
Die 8 hilft uns, eigene Begrenzungen zu überschreiten und die unbegrenzten Möglichkeiten in unserem Leben zu entdecken.
Die 8 erzählt von der Kraft, die entsteht, wenn die Ebenen wieder verbunden sind, wenn ich mich nicht mehr getrennt fühle. Dann komme ich nach Hause.

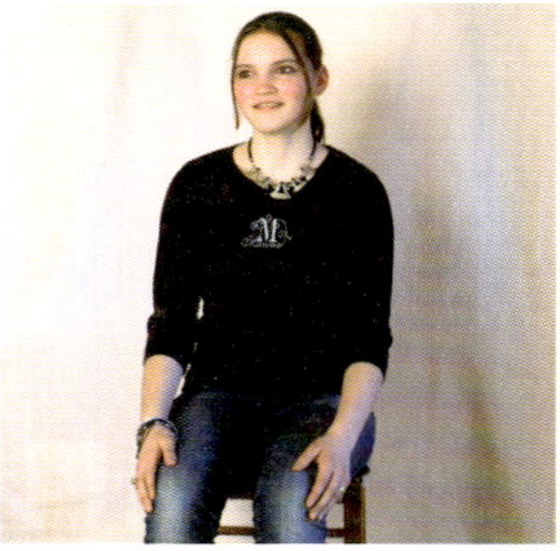

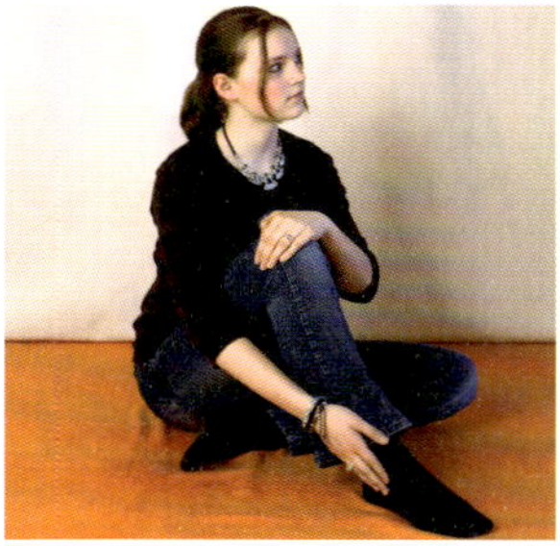

Um SES 8 zu öffnen, halte deine Kniekehlen an der Außenseite.
Oder halte mit der linken Hand die rechte 8 und mit der rechten Hand die rechte 16 (Außenseite Knöchel).

Und umgekehrt: rechte Hand auf linke 8, linke Hand auf linke 16.

MÖGLICHE AFFIRMATIONEN:

Ich erinnere mich an das Zitat: „Bittet, um was ihr wollt. Glaubt nur, dass ihr erhalten habt, und es wird euch werden."
Ich werde immer mehr meiner Stärke gewahr. Ich spüre, wie sie mich ganz und gar erfüllt und mich aufrichtet.
Ich liebe und akzeptiere mich und bin in völligem Frieden.
Ich überschreite mutig eigene Begrenzungen und entdecke die unbegrenzten Möglichkeiten in meinem Leben.

Zugehöriger Finger: Zeigefinger

9. Woche: SES 9: Altes vollenden – Neues beginnen

Das Ende eines Zyklus ist der Anfang eines neuen. Mit dem Beenden des Alten erheben wir uns zu etwas Neuem. Die 9 hilft uns, wirklich neu zu werden, alte Ängste und Glaubensmuster endlich ganz zu verabschieden und neue Gedanken zu denken, Neues zu erschaffen. Die 9 hilft uns auch, „auf eigenen Füßen zu stehen" und weiterzugehen. Sie unterstützt unsere innere Wandlung von der Raupe zum Schmetterling. Da muss manches vollkommen losgelassen werden, damit etwas Neues, Wundervolles entstehen kann. Loslassen und Festhalten zur gleichen Zeit geht nicht. Mit jedem Schritt, den wir gehen, verlassen wir den Ort, an dem wir vorher waren. Leben heißt Veränderung, Leben heißt weitergehen. Die 9 erzählt von der großen Transformation, der Erneuerung, die im Verborgenen stattfindet. Und vom Mut, etwas abzuschließen.
SES 9 hilft uns, in unserem Denken und unseren Entscheidungen absolut klar zu werden.
Wenn wir uns klar darüber sind, wer wir sind, dann müssen wir andere nicht mehr verändern.

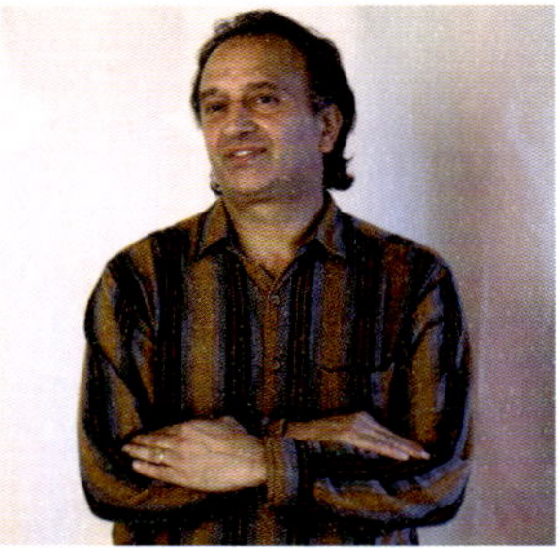

SES 9 liegt am Rücken, zwischen dem unteren Ende des Schulterblattes und der Wirbelsäule. Es ist schwer zu erreichen, wenn man nicht ausgesprochen beweglich ist. Doch das spielt keine Rolle.
Um SES 9 zu öffnen, halte einfach die Innenseite deiner Ellenbogen auf der Daumenseite (SES 19).

MÖGLICHE AFFIRMATIONEN:

Ich gehe mit Freude und Leichtigkeit vorwärts.
Ich erinnere mich, wer ich bin, und weiß, mir kann nichts geschehen.
Ich lasse los und wage den Schritt vom Opfer zum Schöpfer und weiß, das Leben geht mit.
Ich bin entspannt und im Frieden und traue dem Prozess des Lebens.
Mein Denken ist klar. Ich lasse los und heiße das Neue willkommen.

Zugehöriger Finger: Daumen

10. Woche: SES 10: Speicher der Fülle – Ausströmen grenzenloser Lebenskraft – neue Sichtweisen – Selbsterkenntnis

Mit der 10 treten wir in einen neuen Zyklus ein. 10 ist die 1 mit höherer Schwingung. Etwas Neues ist entstanden.
Die 10 erzählt auch von unserer Lebensaufgabe und dass uns alles, was wir dazu brauchen, gegeben ist. SES 10 harmonisieren hilft uns, über unsere Begrenzungen hinauszusehen und zu erkennen, dass uns alle Erfahrungen dazu dienen, heil, ganz zu werden.
Die 10 hilft uns, frei durchzuatmen, sie beruhigt unsere Emotionen und bringt geistige Klarheit. Ist die 10 geöffnet, haben wir keine Angst mehr, unsere Gefühle zuzulassen. Wir geben den Widerstand auf und erkennen, dass wir FREI sind. Die 10 hilft uns, unser Herz zu öffnen. Und ist unser Herz offen, können wir das akzeptieren, was IST, hören wir auf, zu hadern, Widerstand aufzubauen – und sind endlich frei. Die Lebenskraft und Fülle kann ungehindert aus uns strömen, erfüllt uns mit Liebe und Freude und lässt diese nach außen sprudeln.

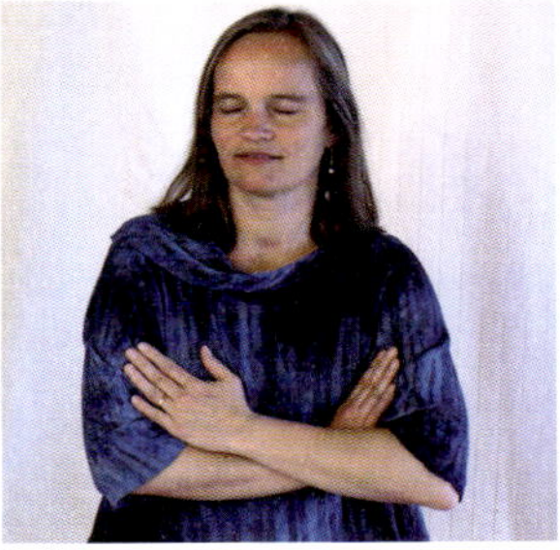

SES 10 liegt ebenfalls am Rücken, zwischen Schulterblatt und Wirbelsäule, etwa auf der Höhe der Schulterblattmitte. Da es auch schwer zu erreichen ist, kannst du dir einfach die Innenseite der Oberarme halten.

MÖGLICHE AFFIRMATIONEN:

Ich gebe den Widerstand auf und erkenne, dass ich frei bin.
Ich öffne mein Herz und übergebe alles der Liebe.
Ich spüre Fülle und Lebenskraft ungehindert durch mich strömen.
Liebe und Freude erfüllen mich und ich lasse sie in die Welt fließen.

Zugehöriger Finger: Daumen

11. Woche: SES 11: Gleichgewicht – Gerechtigkeit – Loslassen von Lasten aus der Vergangenheit und Zukunft

Die 11 als doppelte 1 erzählt von der Einheit, der Unteilbarkeit. Ich werde offen, zu hören, was die Welt mir zu sagen hat.
Die 11 hilft mir, „überschüssiges Gepäck“ abzulegen, Altes loszulassen, vor allem auch die Schuld, meine Schuldgefühle, die ich im Laufe meines Lebens ansammelte. Dann wird alles wieder leichter, und ich bin wieder offen für alles Neue, das das Leben mir bringt.
SES 11 hilft uns, unseren Blick und unsere Sichtweisen zu erweitern. Es bringt unsere Emotionen ins Gleichgewicht und wir können nun entscheiden, was wir wirklich zu tragen bereit sind, und können den anderen Menschen auch Eigenverantwortlichkeit zugestehen.

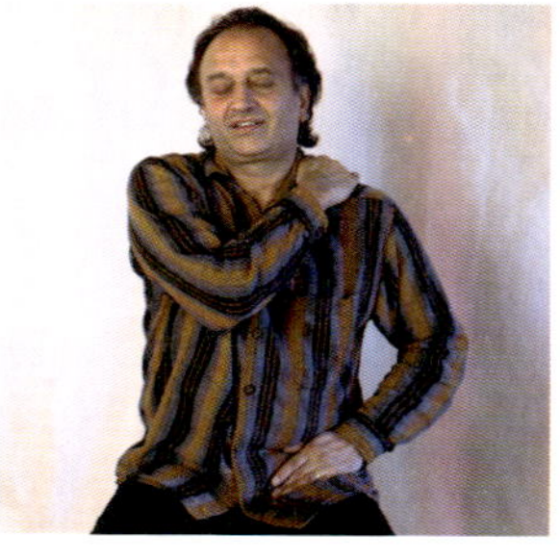

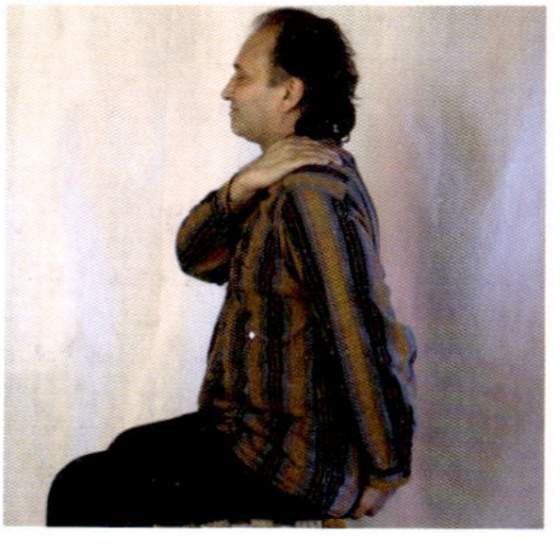

Um SES 11 zu öffnen, lege die rechte Hand auf die linke Schulter und die linke Hand in die linke Leiste (SES 15).
Und umgekehrt: linke Hand auf rechte Schulter, rechte Hand in rechte Leiste.
Oder lege die rechte Hand auf die linke Schulter, die linke Hand unter die linke Pohälfte (SES 25).
Und umgekehrt: linke Hand auf rechte Schulter, rechte Hand unter rechte Pohälfte.

MÖGLICHE AFFIRMATIONEN:

Ich lasse alles los und spüre, wie mit meinem Ausatmen alles Überflüssige von mir abfällt.
Ich bin das Fallenlassen meiner Schultern, es gibt nichts festzuhalten.
Ich lasse meine Altlasten los und öffne mich für das Neue, das mir das Leben bringt.
Ich atme die Leichtigkeit des Seins. Einssein.

Zugehöriger Finger: Zeigefinger

12. Woche: SES 12: Bewusstwerdung – Umkehr – Einsicht – „Dein Wille geschehe"

SES 12 erzählt von unserer Verbindung mit der universellen Quelle. Wir erleben uns nicht mehr als getrenntes, kleines Ich, sondern als Teil des Ganzen. So können wir sagen: „Dein Wille geschehe", denn wir sind im Einklang mit dem Kosmos. Wir sind bedingungslose Liebe.

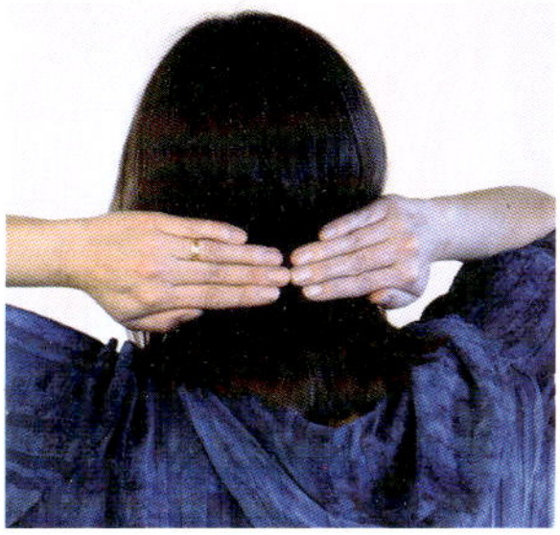

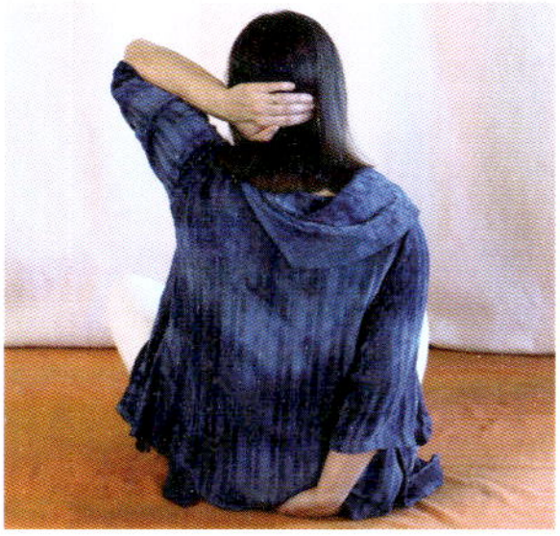

Um SES 12 zu öffnen, lege beide Hände in den Nacken.

Oder lege eine Hand in den Nacken, die andere ans Steißbein.

MÖGLICHE AFFIRMATIONEN:

Ich lasse mich mit Leichtigkeit auf das Leben ein und erkenne das Positive in jeder Situation.
Ich lasse Vergangenheit, Gegenwart und Zukunft los und BIN bedingungslose kosmische Liebe.
Ich lasse alle Bemühung los. Ich lasse mich fallen ins Leben und weiß, es fängt mich auf.
Ich bin gut so, wie ich bin.

Zugehöriger Finger: Mittelfinger

13. Woche: SES 13: Kreativität – Schöpferkraft – Erneuerung – Veränderung

Die 13 ist die Zahl der Veränderung. Sie steht für inneres und äußeres Wachstum. Die 13 erzählt von Bewusstsein und Verständnis. Verstehe ich mich selbst und andere? Bin ich mir bewusst, dass das „Andere", das „Außen", nur ein Spiegel meines Inneren ist, eine Reflexion meiner selbst?
Die 13 sagt: „Liebe deine Feinde" – Liebe das, was dir im anderen feindlich erscheint.
SES 13 hilft mir, mich nicht länger auf bestimmte Bilder festzulegen, sondern mir meiner eigenen Schöpferkraft bewusst zu werden und neu zu entscheiden, welche Bilder ich sehen möchte. Was ist wirklich wesentlich für mich?
„Wir müssen das Bild verändern, dann verändert sich die Form." (Mary Burmeister)

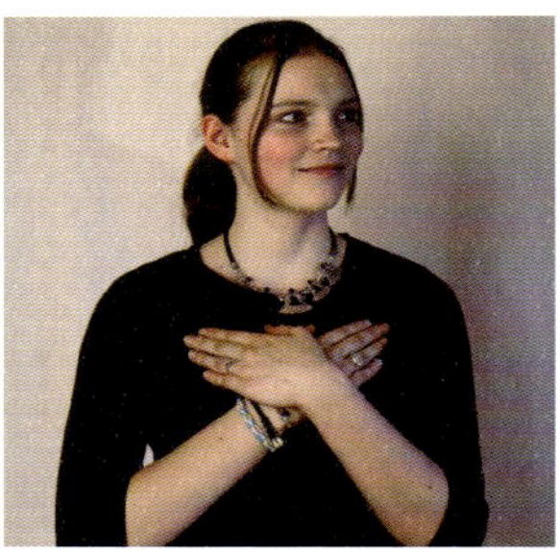

Um SES 13 zu öffnen, lege beide Hände über Kreuz auf den Brustkorb.

MÖGLICHE AFFIRMATIONEN:

Ich bin mir meiner Schöpferkraft bewusst und richte meine Gedanken auf den gewünschten Zustand.
Ich liebe und akzeptiere mich.
Ich höre auf zu urteilen und sehe mit Liebe und Verständnis.
Ich lasse alte Bilder los und erschaffe mit Freude und Liebe mein Leben neu.

Zugehöriger Finger: Mittelfinger

14. Woche: SES 14: Der Mensch zwischen Himmel und Erde – Gleichgewicht – Nahrung

Die 14 erzählt von der Verbindung zwischen Oben und Unten, zwischen Himmel und Erde, und vom Menschen, der Himmel und Erde (Geist und Materie) in sich vereint.
Es geht auch um Brauch und Missbrauch meiner selbst. Was nährt mich? Was kann ich vertragen? Was gönne ich mir und anderen? Wie nehme ich mich selbst wahr?
Ist SES 14 im Gleichgewicht, fühle ich mich genährt und versorgt und weiß, was ich will.
Dann bin ich zur richtigen Zeit am richtigen Ort, ich bin frei von Neid, Eifersucht, Konkurrenzdenken und jeglichem Mangel. Ich bin frei von Wut, Ärger und Sorgen. Ich kann alles vertragen und bin verträglich.

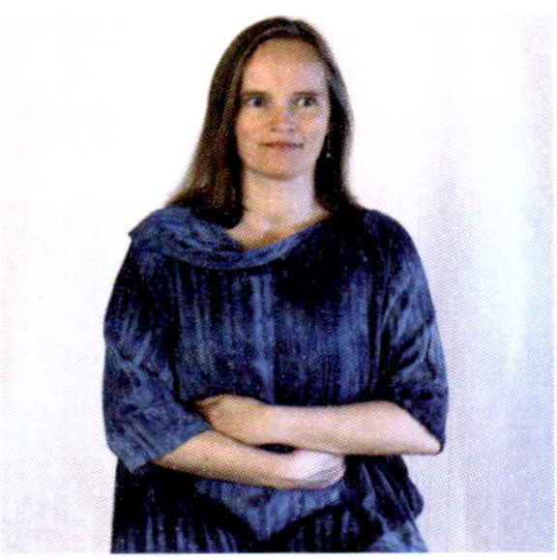

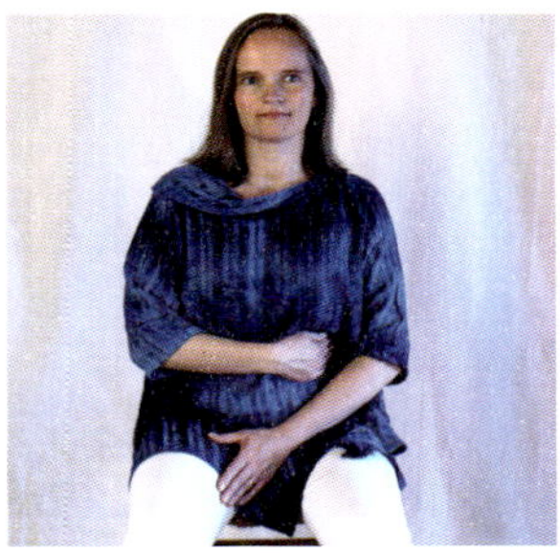

Um SES 14 zu öffnen, lege deine Hände über Kreuz auf den Bauch, unterhalb des letzten Rippenbogens. Oder lege die rechte Hand auf die linke 14, die linke Hand auf die rechte hohe 1 (Innenseite Oberschenkel). Und umgekehrt: linke Hand auf rechte 14, rechte Hand auf linke hohe 1.

MÖGLICHE AFFIRMATIONEN:

Ich erkenne die Fülle in meinem Leben und lasse sie zu.
Ich fühle mich genährt und versorgt.
Meine Beziehungen sind getragen von Liebe und Verständnis, auch meine Beziehung zu mir selbst.
Ich entspanne mich und vertraue darauf, dass das Leben für mich sorgt.

Zugehöriger Finger: Ringfinger

15. Woche: SES 15: Freude – Lachen – Glücklichsein

Die 15 sagt: „Wasche unsere Herzen mit Lachen". Lachen ist die beste Medizin. Wenn ich lache, lachen alle meine Zellen.
Wenn SES 15 offen ist, scheint die Sonne immer in uns und wir kommen in unsere volle Lebenskraft.
Die 15 erzählt von Leichtigkeit, Klarheit, Lebendigkeit, sie bringt Freude in unseren Alltag, erhöht unsere Schwingung, lädt unsere erschöpften Energiebatterien wieder auf, ent-stresst uns und bringt uns Frieden und Sicherheit. Wir bringen neue Ideen hervor und haben die Power, diese auch umzusetzen.

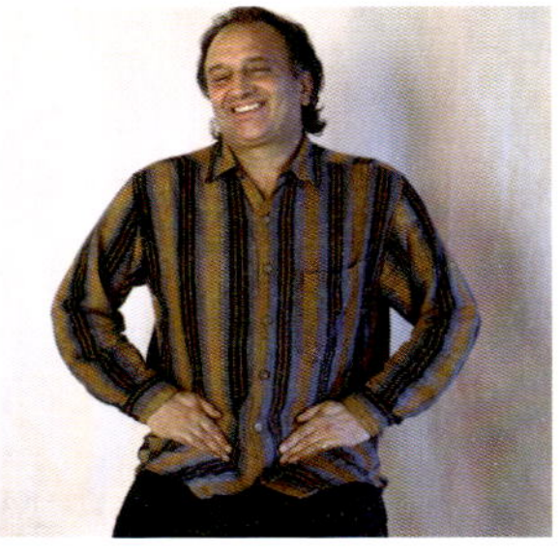

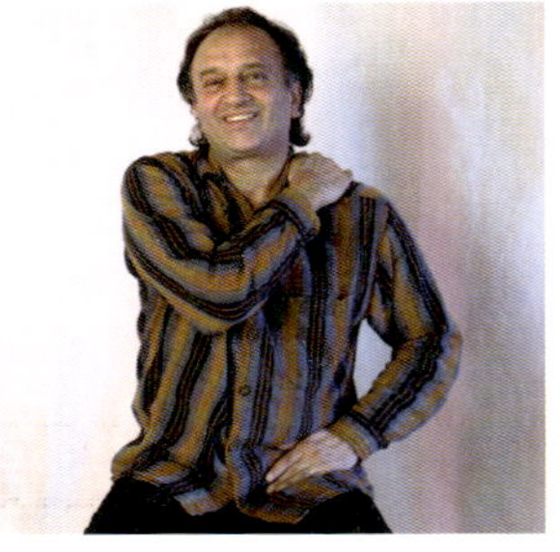

Um SES 15 zu öffnen, lege deine Hände in die Leisten.

Oder lege die rechte Hand auf deine linke Schulter (SES 11) und die linke Hand in die linke Leiste.
Und umgekehrt: linke Hand auf rechte Schulter, rechte Hand in rechte Leiste.

MÖGLICHE AFFIRMATIONEN:

Ich sehe mit Liebe und Freude.
Ich lasse Leichtigkeit, Lebendigkeit und Klarheit in mein Leben fließen.
Mein Denken ist in Frieden. Ich bin in Sicherheit.
Ich lasse los und bin einfach nur glücklich.

Zugehöriger Finger: kleiner Finger

Während du SES 15 hältst, versuche, dich wirklich auf die Energiequalität „glücklich" einzustimmen. Das muss man nicht erzwingen. Im Gegenteil, du musst es nur zulassen. Die Freude, das Glück ist immer da. Es ist dein natürlicher Zustand. Erinnere dich daran, denke an das, was dich glücklich macht, und spüre, wie dieses Glück dich ganz und gar durchdringt und erfüllt.

16. Woche: SES 16: Mein Fundament – mein Fels – Grundlage aller menschlichen Aktivitäten – Umwandlung

Die 16 erzählt davon, alte Strukturen zugunsten neuer aufzubrechen, von Umwandlung und Transformation, von Häutung, davon, alte Denkgewohnheiten zu verabschieden, damit Neues entstehen kann.
SES 16 hilft uns, immer mehr unser wahres Wesen zu erkennen und zu leben und vor allem: alte Gewohnheiten und starre Muster zu verabschieden.
Alte Narben können endlich heilen. Altes loszulassen ist meistens mit Angst verbunden. Das geschieht ganz automatisch, denn nun melden sich auch die alten, verdrängten Ängste. Wenn wir SES 16 halten, harmonisieren wir unsere Ängste und Unsicherheiten und bekommen den Mut, mit Freude und Enthusiasmus vorwärts zu gehen.

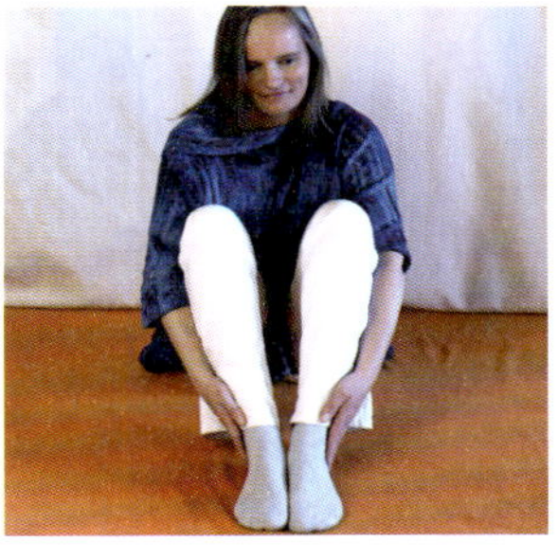

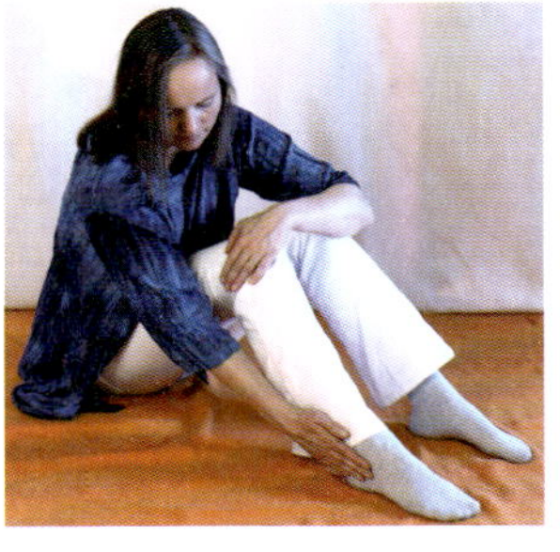

Um SES 16 zu öffnen, lege deine Hände an die Fußaußenseiten, zwischen Fußknöchel und Ferse.
Oder lege deine rechte Hand an die rechte 16 und die linke Hand an die rechte 8.
Und umgekehrt: linke Hand an linke 16, rechte Hand an linke 8.

MÖGLICHE AFFIRMATIONEN:

Ich spüre, wie grenzenlose Liebe in mich fließt und alte Narben heilt.
Die Vergangenheit hat keine Macht mehr über mich. Ich bin in Sicherheit.
Ich erkenne mich selbst – ICH BIN.
Ich lasse los und öffne mich voller Vertrauen dem Neuen.

Zugehöriger Finger: Daumen

Immer wenn du das Gefühl hast, in alten Mustern und Denkgewohnheiten festzustecken, halte dir SES 16.

17. Woche: SES 17: Kontinuität und Veränderung – Fortpflanzung – Entspannung

Die 17 bringt unseren Geist zur Ruhe und stoppt das Gedankenkarussell. Spannung und Stress lösen sich auf. Wir bekommen wieder Zugang zu unserer Intuition und schöpferischen Kraft.

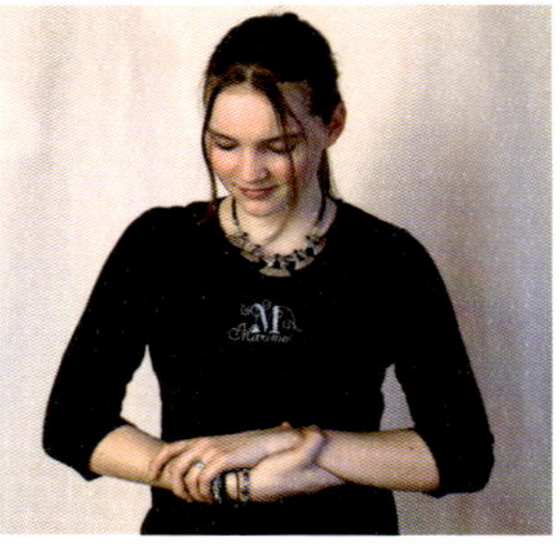

Um SES 17 zu öffnen, halte dir einfach die Handgelenke.

MÖGLICHE AFFIRMATIONEN:

Spannung und Stress lösen sich auf. Mein Denken ist in Frieden.
Ich spüre, wie alle Spannung von mir abfällt. Ich fühle mich leicht und frei.
Ich höre auf die Stimme meines Herzens. Ich bin in Sicherheit.
Meine Gedanken bewegen sich frei und leicht.

Zugehöriger Finger: Ringfinger

Gerade, wenn du in Gedankenkarussellen festhängst und sich in deinem Kopf alles zu drehen scheint, halte deine Handgelenke.

18. Woche: SES 18: Körperbewusstsein – „meine Hüllen"

SES 18 harmonisiert das „Immer-im-Verstand-Sein", es harmonisiert alle unsere Einstellungen und lässt den Atem wieder frei durch den Körper fließen. Die 18 hilft uns, Sorgen loszulassen und ins Vertrauen zu gehen. Die göttliche Kraft kann wieder ungehindert durch uns fließen.

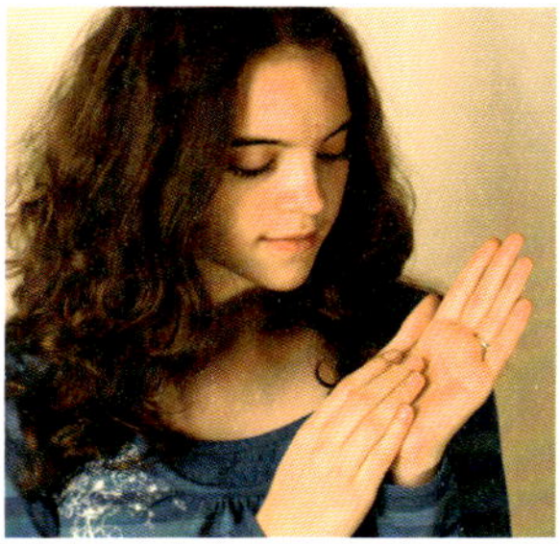

Um SES 18 zu öffnen, halte erst mit der rechten Hand den linken Daumenballen und dann mit der linken Hand den rechten Daumenballen.

MÖGLICHE AFFIRMATIONEN:

Ich lasse alle Sorgen los und spüre, wie mein Atem frei durch meinen Körper fließt.
Ich lasse los, das Leben trägt mich.
Ich lasse los und gebe mich dem Leben hin, und ich erinnere mich, ICH BIN.

Zugehöriger Finger: kleiner Finger

19. Woche: SES 19: Autorität und Führerschaft – Zahl der Schöpfung – vollkommenes Gleichgewicht.

Die 19 erzählt von vollkommenem Gleichgewicht, sie ist die Zahl der Schöpfung und erinnert uns daran, dass wir selbst unsere eigene Verantwortung sind. Nichts und niemand hat dann Macht über uns. Wir verlassen uns nicht mehr auf äußere Autoritäten, sondern folgen unserer eigenen, inneren Führung.
SES 19 hilft uns, zu unserer inneren Autorität zu finden, in Frieden und ins Gleichgewicht zu kommen. Wir erkennen, was wirklich IST, und selbst unsere scheinbar „automatischen", oft destruktiven Gedanken haben keine Macht mehr über uns.

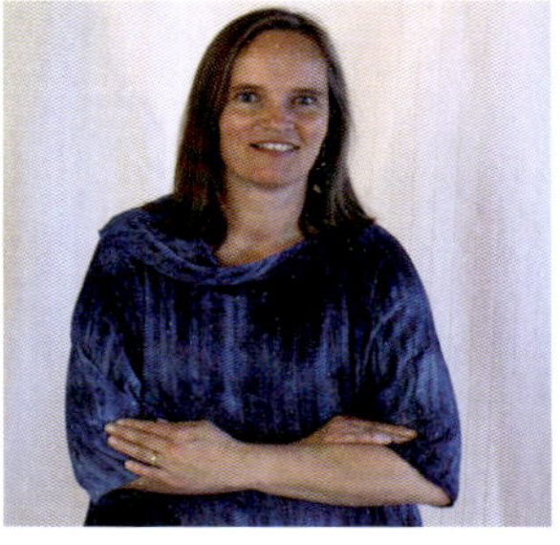

Um SES 19 zu öffnen, halte deine Ellenbeugen.

MÖGLICHE AFFIRMATIONEN:

Ich bin meine eigene Autorität. Nichts und niemand hat Macht über mich.
Ich bin getragen vom Leben. Ich bin in Sicherheit.
Ich mache den Schritt vom Opfer zum Schöpfer. Ich bin sicher und geborgen.
Ich lausche liebevoll meiner inneren Stimme und folge meinem Herzen.

Zugehöriger Finger: Daumen

20. Woche: SES 20: Ewigkeit – Erkenntnis – immerwährendes Gedächtnis

SES 20 hilft uns, zu Bewusstsein zu kommen, uns an das zu erinnern, was wir schon immer wussten, uns wirklich zu erfahren und zu erleben als einen ungetrennten Teil des Ganzen.

Ist SES 20 in Harmonie, haben wir Zugang zur universellen Quelle, sind wir ganz und gar verbunden und sehen die Welt mit den Augen der Liebe. Die einzelnen Puzzleteile fügen sich zusammen zum Ganzen. Wir können die Wahrheit und Weisheit in all den unterschiedlichen Erscheinungsformen erkennen. Alles ergibt plötzlich einen Sinn. Wir er-innern uns wieder.

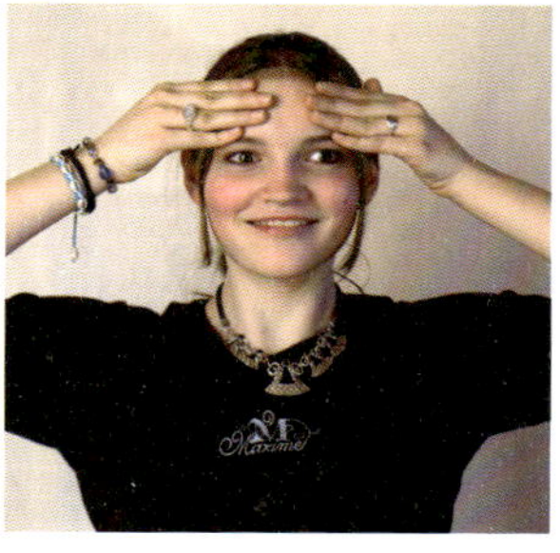

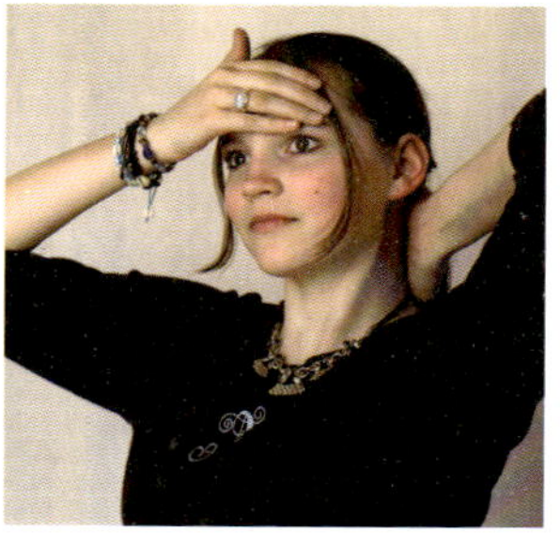

Um SES 20 zu öffnen, lege deine Hände auf die Stirn, oberhalb der Augenbrauen.

Oder lege die rechte Hand auf die linke 20, die linke Hand auf die rechte 4.

Und umgekehrt: linke Hand auf rechte 20, rechte Hand auf linke 4.

MÖGLICHE AFFIRMATIONEN:

Mein Denken ist in Frieden. Grenzen lösen sich auf.
Ich bin ganz und gar verbunden und sehe die Welt mit den Augen der Liebe.
Ich sehe mit Liebe und Freude.
Ich öffne mein Herz und erlaube der Liebe alles, was ich sehe, zu heilen.

Zugehöriger Finger: kleiner Finger

21. Woche: SES 21: Geborgenheit – tiefe Sicherheit – Entkommen aus geistiger Gefangenschaft

Die 21 steht für Vertrauen ins Leben und innere Sicherheit. Dann ist es mir egal, wie andere mich anschauen. Dann sehen andere mich freundlich an.
Ist SES 21 in Harmonie, bin ich frei. Dann spüre ich, dass ich sicher und geborgen bin, dass mir nichts geschehen kann. Dann handle ich nicht länger aus Angst, sondern aus Liebe. Dann verstehe ich, warum ich da bin, wo ich bin, erkenne die Zusammenhänge in meinem Leben, den roten Faden, und kann selbstbewusst die Verantwortung für mein Leben übernehmen.

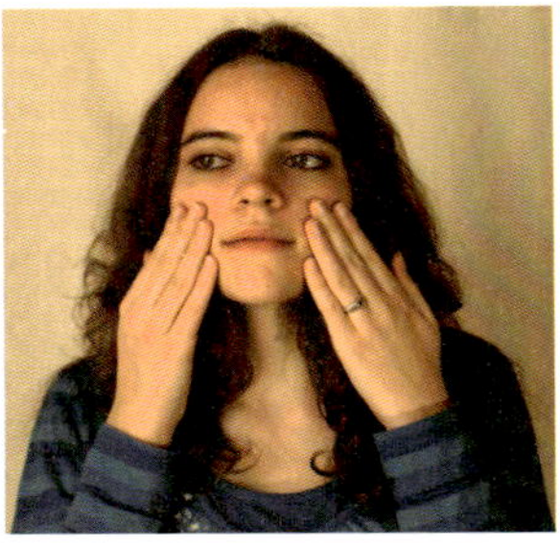

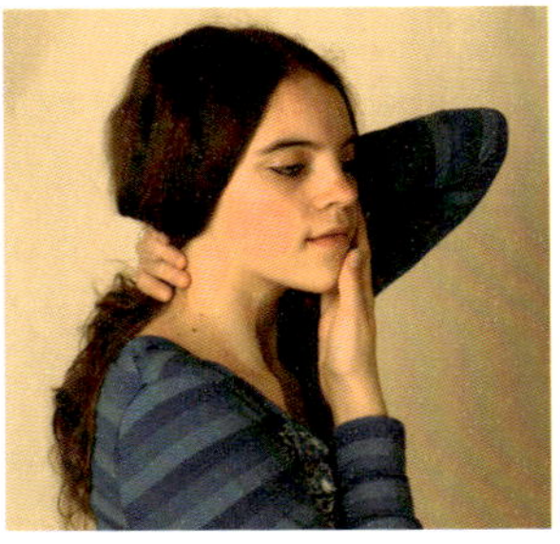

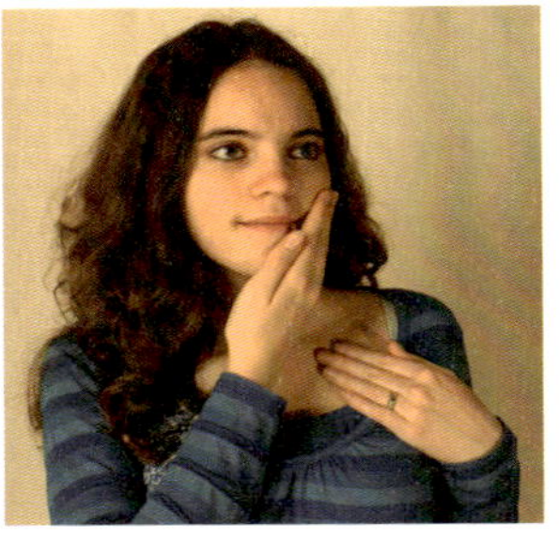

Um SES 21 zu öffnen, lege die Hände unterhalb der beiden Wangenknochen.

Oder lege die rechte Hand auf die linke 21, die linke Hand auf die rechte 4 (Nacken / Schädelbasis).
Und umgekehrt: linke Hand auf rechte 21, rechte Hand auf linke 4.

Oder lege die rechte Hand auf die linke 21, die linke Hand auf die linke 22 (unterhalb des Schlüsselbeins).
Und umgekehrt: linke Hand auf rechte 21, rechte Hand auf rechte 22.

MÖGLICHE AFFIRMATIONEN:

Ich vertraue dem Leben, ich bin in Sicherheit.
Ich spüre, wie sich mein inneres Chaos ordnet und Klarheit entsteht.
Alte Begrenzungen lösen sich auf. Ich lasse los und werde getragen vom Leben.
Ich bin sicher und geborgen. Jetzt und immer.
Ich spüre, wie neue, grenzenlose Lebensenergie mich durchströmt.

Zugehöriger Finger: Daumen

22. Woche: SES 22: Vollständigkeit – Anpassung im positiven Sinne

Die 22 erzählt von der vollständigen Erkenntnis. Ich weiß, es gibt keine Trennung zwischen Innen und Außen. Das, was ich in der Welt sehe, sind die Bilder, die in mir leben. Was ich dem „Außen" zufüge, füge ich mir selbst zu – das, was ich aussende, kehrt zu mir zurück.
SES 22 steht auch für Anpassung im positiven Sinne, sei es ans Klima, an eine neue Situation etc.
Ist die 22 in Harmonie, bin ich glücklich, wo ich gerade bin. Ich fühle mich vollständig, bin, wie ich bin, nehme mich in Liebe an und bin voller Lebensfreude.

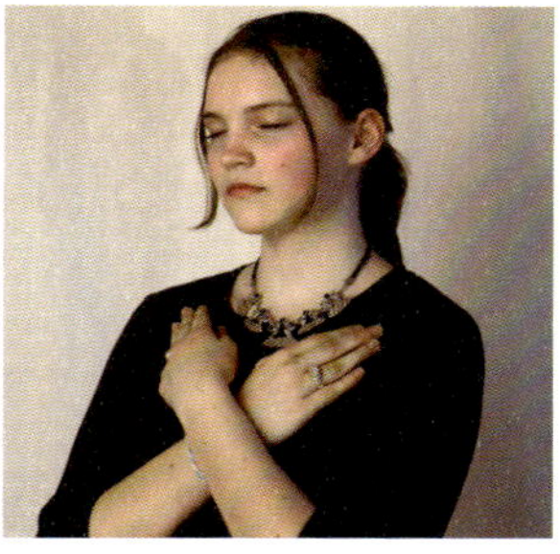

Um SES 22 zu öffnen, lege die Hände überkreuz unter die Schlüsselbeine.

MÖGLICHE AFFIRMATIONEN:

Ich bin glücklich und zufrieden, wo ich gerade bin.
Außen und Innen sind eins. Ich bin in Frieden.
Ich spüre, wie Spannungen und Stress wegschmelzen.
Meine Wahrnehmung erstreckt sich in grenzenlose Dimensionen. Ich bin sicher und geborgen.

Zugehöriger Finger: Zeigefinger

23. Woche: SES 23: Herr und Wächter des menschlichen Schicksals – Mensch, der Verantwortung übernimmt – Aufrechterhaltung des einwandfreien Kreislaufs

Die 23 erzählt uns, dass wir selbst die Verantwortung tragen für alles, was uns im Leben begegnet.

Ist SES 23 in Harmonie, haben wir das Gefühl von absoluter Sicherheit. Die Angst ist erlöst. Wie Mary Burmeister sagte, ist Angst „falsche Beweise, die wahr erscheinen". Und nun fallen wir nicht mehr darauf rein, denn wir wissen jetzt, dass uns nichts geschehen kann. Wir sind voller Lebensmut. Wir sind im Fluss, uns kann nichts erschüttern. Wir entfalten unser Leben, leben unsere Aufgabe in Freude und erschaffen unser Leben neu.

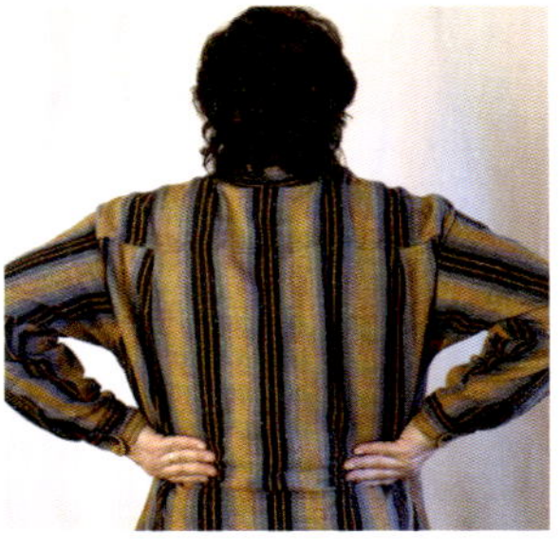

Um SES 23 zu öffnen, lege die Hände auf den Rücken unterhalb des letzten Rippenbogens.

MÖGLICHE AFFIRMATIONEN:

Ich vertraue dem Prozess des Lebens. Ich bin in Sicherheit.
Ich bin Fluss und fließe. Ich erkenne mich selbst, ICH BIN.
Harmonie umgibt und durchdringt mich. Freude.
Ich bin eins mit allem Sein.

Zugehöriger Finger: kleiner Finger

24. Woche: SES 24: Friedensstifter – Verständnis – harmonisiert Chaos

Die 24 hilft uns, ein tiefes Verständnis für uns selbst, für unsere Mitmenschen und für das Leben überhaupt zu bekommen. Gegensätze vereinen sich. Chaos löst sich auf. Missverständnisse verschwinden. Wir erkennen, wir müssen nicht die Welt verändern, sondern nur uns selbst. Und im Grunde müssen wir nicht uns selbst verändern, sondern nur unsere Wahrnehmung.
SES 24 erzählt von tiefem inneren Frieden, von allumfassendem Verständnis, von Weisheit, Gelassenheit und Güte.

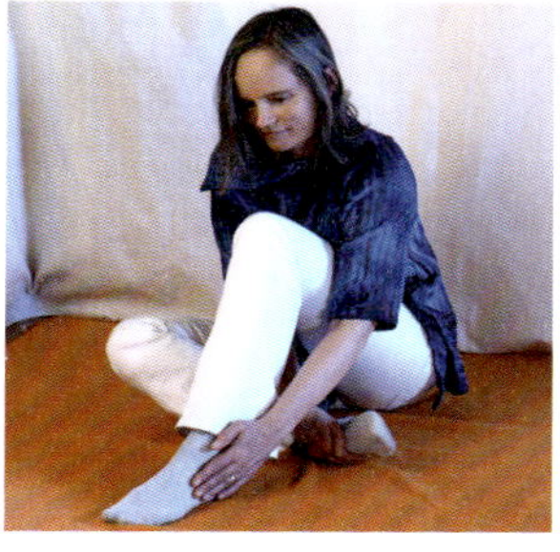

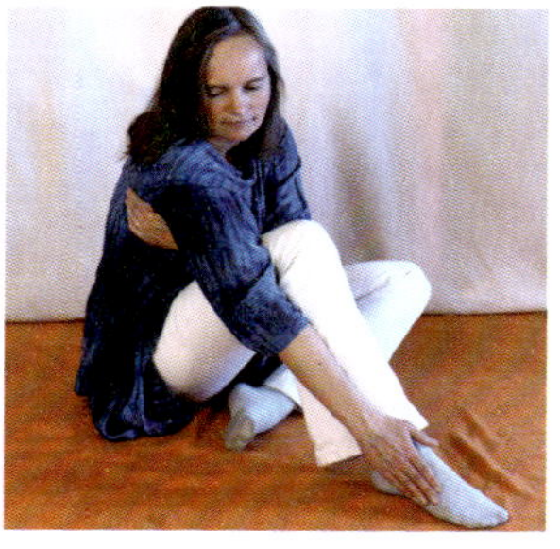

Um SES 24 zu öffnen, halte den Punkt am Fußrücken der Fußaußenkante zwischen Knöchel und kleinem Zeh.

Oder ströme mit der rechten Hand die rechte 24 und mit der linken Hand die rechte 26 (unter der Achsel)

Und umgekehrt: linke Hand auf linke 24, rechte Hand auf linke 26.

MÖGLICHE AFFIRMATIONEN:

Ruhe kehrt in mir ein. Meine Emotionen sind in Frieden.
Ich lasse allen Neid und alle Eifersucht hier und jetzt los. Ich bin geliebt.
Ich nehme meinen ureigenen Platz ein und bin genau richtig.
Tiefer Friede erfüllt und durchdringt mich.

Zugehöriger Finger: kleiner Finger

25. Woche: SES 25: Stilles Erneuern – Erholung – Regeneration

Die Lösungen zu allen meinen Problemen liegen in mir selbst.
Die 25 sagt: Wenn ich die Welt verstehen will, muss ich mich selbst kennen.
Ist SES 25 in Harmonie, ist unser Geist wach und lebendig und doch in der Ruhe.

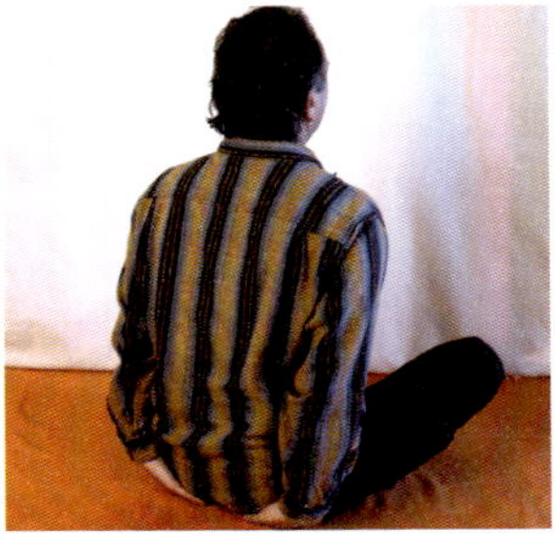

Um SES 25 zu öffnen, setze dich einfach auf deine Hände.

Sitze einfach auf deinen Händen. Es gibt nichts zu tun. Sei einfach. Du wirst sehen, wie es ruhig wird in dir. Spannungen lösen sich auf. Erleichterung macht sich breit. Leichtigkeit. „Stilles Erneuern".

MÖGLICHE AFFIRMATIONEN:

Ich lasse mich atmen vom Leben. Es gibt nichts zu tun.
Ich bin in Sicherheit.
Die Quelle zum Glücklichsein liegt in mir selbst.
Ich nehme jetzt mein geistiges Erbe in Besitz und BIN glücklich.
Ich BIN stilles Erneuern. Jetzt.
Mein Geist ist wach und lebendig, ich bin ganz und gar bewusst.

Zugehöriger Finger: Mittelfinger

26. Woche: SES 26: Vollständigkeit – absoluter Friede – absolute Harmonie

In der 26 vereinen sich das männliche und das weibliche Prinzip. Der Kreis schließt sich. Die Dualität löst sich auf. Gegensätze verbinden sich. Ich nehme an, was zu mir gehört, und lasse los, was ich nicht mehr brauche.
Die 26 erzählt von Vollständigkeit, alles Leben ist EINS, die Trennung hat nie stattgefunden. SES 26 sagt: Es gibt keine Begrenzung. Alles ist möglich. Wir sind eins mit der Quelle.
Um mit Mary Burmeisters Worten zu sprechen:
„Alles IST, WIE ES IST,
und wie es ist, IST ES:
Also SEI ganz einfach das LÄCHELN:
SEI das „keine EINSTELLUNG".
SEI das Grenzenlose.
ERKENNE MICH SELBST ES IST"

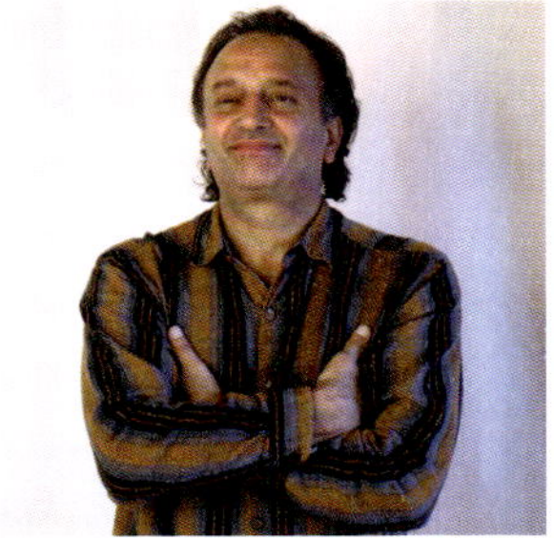

Um SES 26 zu öffnen, gib dir selbst eine große Umarmung, indem du die Hände unter die Achseln legst, der Daumen zeigt nach oben.

MÖGLICHE AFFIRMATIONEN:

Ich nehme an, was das Leben mir schenkt, und höre auf zu kämpfen.
Ich nehme an, was zu mir gehört, und lasse in Liebe los, was ich nicht mehr brauche.
Ich lasse mich fallen in die Umarmung des Lebens. ICH BIN.
Es gibt keine Begrenzung. Alles ist möglich. Wir sind eins mit der Quelle.
Ich bin ganz, vollkommen, stark, machtvoll, liebevoll, harmonisch und glücklich.

Zugehöriger Finger: kleiner Finger, Handinnenflächen

Nachwort

Das 26-Wochen-Programm ist eine Hilfe, uns selbst möglichst schnell und mühelos zu harmonisieren, uns an uns selbst zu er-innern.

Jin Shin Jyutsu ist eine Lebensphilosophie, angewandtes, gelebtes Wissen.

Und es ist eine sehr einfache Methode, die man fast überall anwenden kann. Sobald man eine oder beide Hände frei hat, kann man sich selbst strömen. Und wenn du dir regelmäßig die „große Umarmung" gibst, deine Finger hältst oder ganz gezielt bestimmte Sicherheitsenergieschlösser öffnest, wirst du merken, wie sich mit der Zeit deine Hände automatisch auf die Punkte legen, die dich jetzt im Moment in deinem Sein unterstützen, die dich harmonisieren, dich in deine eigene Kraft führen.

„Wir brauchen niemals Müdigkeit zu kennen. Energie kann nie ermüden. Unser persönliches Ungleichgewicht ist es, das Müdigkeit erzeugt. Wenn unsere 26 Sicherheitsenergieschlösser geöffnet sind, sind wir in einem Zustand der Ekstase – das Geheimnis des Jungbrunnens, das ewig allen gleichermaßen zur Verfügung steht.
Was war, ist und sein wird, IST. Der Generalschlüssel ist unser Maß an Verlangen und Vertrauen, das Wissen.
Der einfache Grund für vollkommene Gesundheit und Glücklichsein besteht darin, Meister von allem zu sein, was wir tun. – Liebe es, egal, was es ist – bedeutungslose, langweilige oder inspirierende Arbeit. Nichts und niemand sollte einem missfallen – da Hass Ungleichgewicht entwickelt, was zu Müdigkeit führt.
Glücklichsein ist Anzeichen unserer Harmonie.
Wir sind alle gleich erschaffen. Wir haben unsere beiden Hände als Verjünger und Harmonisierer. Mit diesen beiden Händen haben wir das Privileg, uns und anderen zu helfen, in Einklang mit dem Universum zu kommen. Hände sind Generatoren der Schöpferkraft – nicht aus uns selbst heraus, sondern als Teil der immer beständigen, ewig ausgeglichenen, universellen Versorgung. Wir brauchen uns dieser Versorgung nur bewusst zu sein."

(Mary Burmeister)

Register

Das Register besteht aus zwei Teilen, die alphabethisch geordnet sind.
Der erste Teil ist eine Zusammenstellung verschiedener Symptome seelischer oder körperlicher Art. Gleichzeitig wird beschrieben, welche Sicherheitsenergieschlösser man sich bei dem jeweiligen Symptom halten kann, um sich wieder zu harmonisieren, verbunden mit einer passenden Affirmation. Dazu wird noch der zugehörige Finger (fürs Fingerhalten) benannt sowie die Seitenzahl, auf der das entsprechende Thema behandelt wurde.

Der zweite Teil ist eine Zusammenstellung der verschiedenen Qualitäten, die wir in uns entwickeln wollen, ebenfalls verbunden mit den dazugehörigen Jin-Shin-Jyutsu-Griffen, Affirmationen etc.

Hier kannst du ganz einfach nachschlagen, wenn du an irgendeinem bestimmten Thema arbeiten möchtest.

Teil 1: Themen und Symptome harmonisieren

Thema	Seite	Zugehöriger Finger	SES	Mögliche Affirmation	Abb. Seite
Allergien	51, 63, 82	alle Finger	3+15	Ich begegne den Herausforderungen des Lebens mit Leichtigkeit.	112
			9 bzw. 19	Ich bin entspannt und im Frieden und traue dem Prozess des Lebens.	118
			Zentralstrom		104
Alpträume	35, 73	Daumen	14	Ich entspanne mich und vertraue darauf, dass das Leben für mich sorgt.	123
			19	Ich bin getragen vom Leben. Ich bin in Sicherheit.	128
Angst	33, 34, 35, 52, 54, 66, 69, 70, 75, 76, 82, 89, 90	Zeigefinger	4	Ich bin sicher und geborgen und spüre, wie das Leben mich trägt.	113
			5	Ich traue dem Prozess des Lebens. Ich bin in Sicherheit.	114
			11	Ich lasse alles los und spüre, wie mit meinem Ausatmen alles Überflüssige von mir abfällt.	120
			13	Ich bin mir meiner Schöpferkraft bewusst und richte meine Gedanken auf den gewünschten Zustand.	122
			16	Die Vergangenheit hat keine Macht mehr über mich. Ich bin in Sicherheit.	125
			19	Ich bin getragen vom Leben. Ich bin in Sicherheit.	128
			22	Meine Wahrnehmung erstreckt sich in grenzenlose Dimensionen. Ich bin sicher und geborgen.	131
			23	Ich vertraue dem Prozess des Lebens. Ich bin in Sicherheit.	132
Anspannung	48, 62, 68, 74	Daumen, kleiner Finger	2	Ich lasse mich atmen vom Leben. Es wird für mich gesorgt.	111
			11	Ich lasse alles los und spüre, wie mit meinem Ausatmen alles Überflüssige von mir abfällt.	120

Thema	Seite	Zugehöriger Finger	SES	Mögliche Affirmation	Abb. Seite
Ärger	33, 62, 72, 94	Mittelfinger	9 bzw. 19	Ich bin entspannt und im Frieden und traue dem Prozess des Lebens.	118
			14	Meine Beziehungen sind getragen von Liebe und Verständnis, auch meine Beziehung zu mir selbst.	123
			25	Ich BIN stilles Erneuern. Jetzt.	134
Arme	37, 50, 63, 67, 69, 96	Ringfinger, Mittelfinger	3	Ich gebe den Widerstand auf und spüre, wie Heilung geschieht.	112
			12	Ich lasse alle Bemühung los. Ich lasse mich fallen ins Leben und weiß, es fängt mich auf.	121
Arthrose/ Arthritis	47	Daumen, Mittelfinger	1	Frieden umgibt und durchdringt mich.	110
			5+16	Ich traue dem Prozess des Lebens. Ich bin in Sicherheit.	114
			23	Harmonie umgibt und durchdringt mich. Ich spüre Freude.	132
Asthma	54, 58	Ringfinger	1	Die universelle Kraft fließt in mir und durch mich. Ich lasse alle Begrenzungen los und erschaffe mein Leben neu.	110
			2	Ich lasse mich atmen vom Leben. Es wird für mich gesorgt.	111
			3	Ich bin eingebunden in den Rhythmus des Lebens. Ich lasse mich tragen vom Leben.	112
			5	Ich bin frei, ich selbst zu sein, und so, wie ich bin, bin ich wunderbar.	114
			7	Ich BIN grenzenlose Lebenskraft.	116

Thema	Seite	Zugehöriger Finger	SES	Mögliche Affirmation	Abb. Seite
Atmung, tiefer und leichter, Atem-probleme, Asthma	42, 46, 47, 49, 50, 52, 54, 66, 80	Mittelfinger, Ringfinger	1	Alles ist möglich. Ich sehe die Welt mit anderen Augen und erkenne mich selbst.	110
			2	Ich lasse mich atmen vom Leben. Es wird für mich gesorgt.	111
			3	Ich lasse das Leben atmen durch mich. Es gibt nichts zu tun.	112
			5	Ich spüre, wie das Leben durch mich atmet.	114
			9	Ich bin entspannt und im Frieden und traue dem Prozess des Lebens.	118
			11	Ich atme die Leichtigkeit des Seins. Einssein.	120
			18	Ich lasse alle Sorgen los und spüre, wie mein Atem frei durch meinen Körper fließt.	127
Augen	52, 73, 77, 85	Mittelfinger, Daumen	4 und gegenüber-lieg. 21	Ich sehe deutlich, was ich will, und lasse alle Begrenzungen los.	113
			14	Ich erkenne die Fülle in meinem Leben und lasse sie zu.	123
			16	Ich erkenne mich selbst – ICH BIN.	125
Bauch-probleme	35, 42, 47, 73, 75	Daumen, Mittelfinger	1	Ich bin verbunden mit der univer-sellen Kraft. Alles ist möglich.	110
			14	Ich fühle mich genährt und ver-sorgt.	123
Becken	36, 49, 51, 57, 60, 67, 75	Ringfinger, Zeigefinger	2	Ich erkenne mich selbst: ICH BIN.	111
			3	Ich begegne den Herausforderun-gen des Lebens mit Leichtigkeit.	112
			8	Ich überschreite mutig eigene Begrenzungen und entdecke die unbegrenzten Möglichkeiten in meinem Leben.	117
			15	Ich lasse Leichtigkeit, Lebendigkeit und Klarheit in mein Leben fließen.	124

Thema	Seite	Zugehöriger Finger	SES	Mögliche Affirmation	Abb. Seite
Beckenboden	57	Mittelfinger	6	Harmonie und Frieden, Liebe und Freude umgeben und erfüllen mich.	115
Beine	49, 50, 63, 67, 75	Mittelfinger, Daumen	3 9 11 15	Ich bin eingebunden in den Rhythmus des Lebens. Ich lasse mich tragen vom Leben. Ich gehe mit Freude und Leichtigkeit vorwärts. Ich lasse meine Altlasten los und öffne mich für das Neue, das mir das Leben bringt. Ich lasse Leichtigkeit, Lebendigkeit und Klarheit in mein Leben fließen.	112 118 120 124
Bemühung	33, 38, 64, 69, 78	kleiner Finger	10 bzw. hohe 19 17	Ich gebe den Widerstand auf und erkenne, ich bin frei. Ich spüre, wie alle Spannung von mir abfällt. Ich fühle mich leicht und frei.	119 126
Besserwisserei	36, 82	Mittelfinger	19	Ich lausche liebevoll meiner inneren Stimme und folge meinem Herzen.	128
Bettnässen	82	Zeigefinger	19	Ich bin getragen vom Leben. Ich bin in Sicherheit.	128
Bewusstlosigkeit	53		4		
Bindegewebe	77	Ringfinger	16	Die Vergangenheit hat keine Macht mehr über mich. Ich bin in Sicherheit.	125
Blähungen	47, 73, 75, 78	Daumen	1 15 17	Ich lasse los und erlaube der universellen Kraft, mich zu durchströmen. Ich lasse los und bin einfach nur glücklich. Spannung und Stress lösen sich auf. Mein Denken ist in Frieden.	110 124 126

Thema	Seite	Zugehöriger Finger	SES	Mögliche Affirmation	Abb. Seite
Blase	90, 94	Zeigefinger, Mittelfinger	23 25	Ich vertraue dem Prozess des Lebens. Ich bin in Sicherheit. Ich lasse mich atmen vom Leben. Es gibt nichts zu tun. Ich bin in Sicherheit.	132 134
Blut, Reinigung	71, 73, 91	kleiner Finger	23	Ich bin Fluss und fließe. Ich erkenne mich selbst, ICH BIN.	132
Blutdruck	41, 49, 65, 66, 85	Ringfinger, Zeigefinger	Zentralstrom 2 11	 Ich lasse mich atmen vom Leben. Es wird für mich gesorgt. Ich atme die Leichtigkeit des Seins. Einssein.	104 111 120
Brustentzündung	71	Mittelfinger	13	Ich lasse alte Bilder los und erschaffe mit Freude und Liebe mein Leben neu.	122
Brustkorb/ Brustraum	36, 37, 53, 54, 56, 58, 63, 65, 78, 80, 83, 85	Mittelfinger, Zeigefinger	5 6 9 bzw. 19 10 bzw. hohe 19 18	Ich begegne dem Leben unvoreingenommen und frei. Liebevoll umarme ich alle Aspekte meines Seins. Ich bin in Sicherheit. Ich erinnere mich, wer ich bin, und weiß, mir kann nichts geschehen. Ich öffne mein Herz und übergebe alles der Liebe. Ich lasse los und gebe mich dem Leben hin, und ich erinnere mich, ICH BIN.	114 115 118 119 127
Darm	65, 78	Daumen	10 bzw. hohe 19	Ich gebe den Widerstand auf und erkenne, ich bin frei.	119

Thema	Seite	Zugehöriger Finger	SES	Mögliche Affirmation	Abb. Seite
Depression	36, 52, 68, 70	alle Finger Zentralstrom	Zentral-strom		104
			4	Ich bin sicher und geborgen und spüre, wie das Leben mich trägt.	113
			11	Ich lasse meine Altlasten los und öffne mich für das Neue, das mir das Leben bringt.	120
			12	Ich lasse Vergangenheit, Gegenwart und Zukunft los und BIN bedingungslose kosmische Liebe.	121
			13	Ich lasse alte Bilder los und erschaffe mit Freude und Liebe mein Leben neu.	122
Diabetes	91	alle Finger	23	Harmonie umgibt und durchdringt mich. Freude.	132
Durch-blutung	94	Mittelfinger	25	Ich BIN stilles Erneuern. Jetzt.	134
Durchfall	60	Zeigefinger	8	Ich liebe und akzeptiere mich und bin in völligem Frieden.	117
Dyskalkulie	53	alle Finger	4	Ich bin sicher und geborgen und spüre, wie das Leben mich trägt.	113
			4 und gegenüberliegende 21	Ich sehe deutlich, was ich will, und lasse alle Begrenzungen los.	113
Egoismus	72, 91	kleiner Finger	23	Ich bin Fluss und fließe. Ich erkenne mich selbst, ICH BIN	132
Eifersucht	73, 92	Daumen, Mittelfinger	1	Ich bin sicher und geborgen. Ich bin geliebt.	110
			14	Meine Beziehungen sind getragen von Liebe und Verständnis, auch meine Beziehung zu mir selbst.	123
			24	Ich nehme meinen ureigenen Platz ein und bin genau richtig.	133
Einschlaf-probleme	52, 80	kleiner Finger	4	Ich lasse alles los und weiß, dass für mich gesorgt ist.	113

Thema	Seite	Zugehöriger Finger	SES	Mögliche Affirmation	Abb. Seite
Ellenbogen	39, 50, 67	kleiner Finger, Mittelfinger	3 19	Ich begegne den Herausforderungen des Lebens mit Leichtigkeit. Ich lausche liebevoll meiner inneren Stimme und folge meinem Herzen.	112 128
Empfindlichkeit	37	Ringfinger	5	Ich traue dem Prozess des Lebens. Ich bin in Sicherheit.	114
Entgiftung	75, 91, 94	kleiner Finger, Mittelfinger	15 23 25	Ich lasse Leichtigkeit, Lebendigkeit und Klarheit in mein Leben fließen. Ich bin Fluss und fließe. Ich erkenne mich selbst, ICH BIN Ich BIN stilles Erneuern. Jetzt.	124 132 134
Epilepsie	59, 73	alle Finger	7 14	Alles Belastende fällt von mir ab, und ich spüre, wie ich durch und durch mit neuer Energie erfüllt bin. Ich fühle mich genährt und versorgt.	116 123
Erkältung	85	alle Finger nacheinander	3+15	Ich begegne den Herausforderungen des Lebens mit Leichtigkeit.	112
Fieber	51	alle Finger Waden halten	3+15	Ich bin eingebunden in den Rhythmus des Lebens. Ich lasse mich tragen vom Leben.	112
Finger	50, 67	jeweiliger Finger	3	Ich begegne den Herausforderungen des Lebens mit Leichtigkeit.	112

Thema	Seite	Zugehöriger Finger	SES	Mögliche Affirmation	Abb. Seite
Fortpflan-zungs-organe	41, 43, 49, 54, 60, 67, 71, 75, 77, 78, 91	Zeigefinger, Mittelfinger	2	Ich bin grenzenlose Lebenskraft.	111
			5	Ich bin sicher und geborgen und erschaffe bewusst das, was ich will.	114
			8	Ich werde mir immer mehr meiner Stärke gewahr. Ich spüre, wie sie mich ganz und gar erfüllt und mich aufrichtet.	117
			11	Ich lasse meine Altlasten los und öffne mich für das Neue, das mir das Leben bringt.	120
			13	Ich lasse alte Bilder los und erschaffe mit Freude und Liebe mein Leben neu.	122
			15	Ich lasse Leichtigkeit, Lebendigkeit und Klarheit in mein Leben fließen.	124
			16	Ich lasse los und öffne mich voller Vertrauen dem Neuen.	125
			23	Harmonie umgibt und durchdringt mich. Freude.	132
Frustrations-toleranz gering	34, 62	Daumen	9	Ich gehe mit Freude und Leichtigkeit vorwärts.	118
Füße	50, 63, 75, 78	Mittelfinger, Daumen	3	Ich begegne den Herausforderungen des Lebens mit Leichtigkeit.	112
			9 bzw. 19	Ich gehe mit Freude und Leichtigkeit vorwärts.	118
Gallenblase	62, 73, 92	Mittelfinger, Ringfinger	9 bzw. 19	Ich gehe mit Freude und Leichtigkeit vorwärts.	118
			14	Ich fühle mich genährt und versorgt.	123
			23	Ich vertraue dem Prozess des Lebens. Ich bin in Sicherheit.	132
Gedanken-karussell	47, 67	Daumen, Mittelfinger	1	Ich lasse los und das Leben sorgt für mich.	110
			14	Ich erkenne die Fülle in meinem Leben und lasse sie zu.	123
			15	Ich lasse los und bin einfach nur glücklich.	124

Thema	Seite	Zugehöriger Finger	SES	Mögliche Affirmation	Abb. Seite
Gesicht	87	Daumen	21+22	Ich spüre, wie sich mein inneres Chaos ordnet und Klarheit entsteht.	130
Gewichtsprobleme	73, 86	kleiner Finger	21	Alte Begrenzungen lösen sich auf. Ich lasse los und werde getragen vom Leben.	130
Gier	34, 73	Daumen, Mittelfinger	14	Ich erkenne die Fülle in meinem Leben und lasse sie zu.	123
Gleichgewicht	85	kleiner Finger	20	Ich bin ganz und gar verbunden und sehe die Welt mit den Augen der Liebe.	129
Grübeln	72, 86	kleiner Finger	21	Ich spüre, wie sich mein inneres Chaos ordnet und Klarheit entsteht.	130
Haarausfall	35	Daumen	25	Ich BIN stilles Erneuern. Jetzt.	134
Haare	35	Daumen	1	Die universelle Kraft fließt in mir und durch mich. Ich lasse alle Begrenzungen los und erschaffe mein Leben neu.	110
Hals, steif	50	Mittelfinger	3	Ich gebe den Widerstand auf und spüre, wie Heilung geschieht.	112
Halsschmerzen	51, 53	Mittelfinger, Zeigefinger	3 4	Ich begegne den Herausforderungen des Lebens mit Leichtigkeit. Ich sehe deutlich, was ich will, und lasse alle Begrenzungen los.	112 113
Hartnäckigkeit	39, 68	kleiner Finger	19	Ich lausche liebevoll meiner inneren Stimme und folge meinem Herzen.	128
Haut	35, 47	Daumen	1	Die universelle Kraft fließt in mir und durch mich. Ich lasse alle Begrenzungen los und erschaffe mein Leben neu.	110

Thema	Seite	Zugehöriger Finger	SES	Mögliche Affirmation	Abb. Seite
Herzbe-schwerden	53, 58, 64, 75, 85	kleiner Finger	4 7 10 bzw. hohe 19 15 17	Ich bin sicher und geborgen und spüre, wie das Leben mich trägt. Ich BIN grenzenlose Lebenskraft. Ich öffne mein Herz und übergebe alles der Liebe. Ich sehe mit Liebe und Freude. Ich höre auf die Stimme meines Herzens. Ich bin in Sicherheit.	113 116 119 124 126
Hormone	35, 71, 89	Daumen, Mittelfinger	13	Ich bin mir meiner Schöpferkraft bewusst und richte meine Gedanken auf den gewünschten Zustand.	122
Hörstörun-gen	54	Mittelfinger, kleiner Finger	5	Ich begegne dem Leben unvoreingenommen und frei.	114
Hüfte	36, 54, 57, 59, 63, 65, 67, 75	Zeigefinger, Ringfinger	5 6 7 9 bzw. 19 10 bzw. hohe 19 15	Ich bin sicher und geborgen und erschaffe bewusst das, was ich will. Liebevoll umarme ich alle Aspekte meines Seins. Ich bin in Sicherheit. Ich bin frei, ich selbst zu sein, ich erschaffe mein Leben aus dem reinen Sein. Ich gehe mit Freude und Leichtigkeit vorwärts. Liebe und Freude erfüllen mich und ich lasse sie fließen in die Welt. Ich lasse Leichtigkeit, Lebendigkeit und Klarheit in mein Leben fließen.	114 115 116 118 119 124
Husten	83, 85	Ringfinger	19	Ich bin meine eigene Autorität. Nichts und niemand hat Macht über mich.	128
Hyperakti-vität	53, 89	Handgelenke	4 22	Ich bin sicher und geborgen und spüre, wie das Leben mich trägt. Ich spüre, wie Spannungen und Schmerz wegfließen.	113 131

Thema	Seite	Zugehöriger Finger	SES	Mögliche Affirmation	Abb. Seite
Immunsystem	51, 65, 71	alle Finger	Zentralstrom		104
			3+15	Ich gebe den Widerstand auf und spüre, wie Heilung geschieht.	112
			10 bzw. hohe 19	Ich spüre Fülle und Lebenskraft ungehindert durch mich strömen.	119
			13	Ich liebe und akzeptiere mich.	122
			23	Ich bin eins mit allem Sein.	132
Ischias	67	Zeigefinger	11+15	Ich lasse meine Altlasten los und öffne mich für das Neue, das mir das Leben bringt.	120
Jähzorn	91	kleiner Finger	23	Ich vertraue dem Prozess des Lebens. Ich bin in Sicherheit.	132
Karpaltunnelsyndrom	51	Mittelfinger	3	Alles, was ich brauche, liegt in mir.	112
Kiefer	35, 77	Daumen	16+8	Ich spüre, wie grenzenlose Liebe in mich fließt und alte Narben heilt.	125
Knie	36, 53, 65, 75	Zeigefinger, Daumen	1	Die universelle Kraft fließt in mir und durch mich. Ich lasse alle Begrenzungen los und erschaffe mein Leben neu.	110
			4	Ich bin sicher und geborgen und spüre, wie das Leben mich trägt.	113
			10 bzw. hohe 19	Ich gebe den Widerstand auf und erkenne, ich bin frei.	119
Knochen	75, 77	Daumen	15	Mein Denken ist in Frieden. Ich bin in Sicherheit.	124
			16	Ich lasse los und öffne mich voller Vertrauen dem Neuen.	125
Knochenbrüche	75	Daumen	15	Ich sehe mit Liebe und Freude.	124

Thema	Seite	Zugehöriger Finger	SES	Mögliche Affirmation	Abb. Seite
Konkurrenzdenken	46, 48 73	Daumen, Mittelfinger	1	Die universelle Kraft fließt in mir und durch mich. Ich lasse alle Begrenzungen los und erschaffe mein Leben neu.	110
			2	Ich erkenne mich selbst: ICH BIN. Ich lasse mich atmen vom Leben. Es wird für mich gesorgt.	111
			14	Meine Beziehungen sind getragen von Liebe und Verständnis, auch meine Beziehung zu mir selbst.	123
Kopfschmerzen	36, 46, 47, 53, 58, 67, 77, 85	Daumen, Zeigefinger	1	Alles ist möglich. Ich sehe die Welt mit anderen Augen und erkenne mich selbst.	110
			5+16	Ich traue dem Prozess des Lebens. Ich bin in Sicherheit.	114
			7	Alles Belastende fällt von mir ab, und ich spüre, wie ich durch und durch mit neuer Energie erfüllt bin.	116
			11	Ich atme die Leichtigkeit des Seins. Einssein.	120
Krämpfe (die vom Kopf ausgehen)	59	Ringfinger	7	Ich BIN grenzenlose Lebenskraft.	116
Kreislaufprobleme	64, 78, 90	kleiner Finger, Daumen	10 bzw. hohe 19	Ich spüre Fülle und Lebenskraft ungehindert durch mich strömen.	119
			23	Ich vertraue dem Prozess des Lebens. Ich bin in Sicherheit.	132
Lähmungen	75, 76	Daumen	15	Ich lasse Leichtigkeit, Lebendigkeit und Klarheit in mein Leben fließen.	124
			16	Ich spüre, wie grenzenlose Liebe in mich fließt und alte Narben heilt.	125
Leber	62	Mittelfinger	9 bzw. 19	Ich bin entspannt und im Frieden und traue dem Prozess des Lebens.	118

Thema	Seite	Zugehöriger Finger	SES	Mögliche Affirmation	Abb. Seite
Legasthenie	53	alle Finger	4	Ich lasse alles los und weiß, dass für mich gesorgt ist.	113
			4 und gegenüberlieg. 21	Ich sehe deutlich, was ich will, und lasse alle Begrenzungen los.	113
Leistenbruch	67	Zeigefinger	11+15	Ich lasse meine Altlasten los und öffne mich für das Neue, das mir das Leben bringt.	120
Lernschwierigkeiten	58, 85	alle Finger	7	Ich erfülle meine Aufgaben mit Freude und Leichtigkeit.	116
			20	Mein Denken ist in Frieden. Grenzen lösen sich auf.	129
			25	Mein Geist ist wach und lebendig, ich bin ganz und gar bewusst.	134
Lunge	37, 47, 63, 64, 83	Daumen, Ringfinger	1	Ich bin verbunden mit der universellen Kraft. Alles ist möglich.	110
			9 bzw. 19	Ich bin entspannt und im Frieden und traue dem Prozess des Lebens.	118
			10 bzw. hohe 19	Ich spüre Fülle und Lebenskraft ungehindert durch mich strömen.	119
Lymphsystem	89, 91, 96	kleiner Finger, Handinnenflächen	23	Ich vertraue dem Prozess des Lebens. Ich bin in Sicherheit.	132
			26	Ich bin ganz, vollkommen, stark, machtvoll, liebevoll, harmonisch und glücklich.	135
Magen	42, 62	Daumen	1	Die universelle Kraft fließt in mir und durch mich. Ich lasse alle Begrenzungen los und erschaffe mein Leben neu.	110
			9	Mein Denken ist klar. Ich lasse los und heiße das Neue willkommen.	118
Mangeldenken	34, 73, 90	Daumen, kleiner Finger	14	Ich fühle mich genährt und versorgt.	123
			23	Ich vertraue dem Prozess des Lebens. Ich bin in Sicherheit.	132
Melancholie	48	Ringfinger	2	Ich erkenne mich selbst: ICH BIN.	111

Thema	Seite	Zugehöriger Finger	SES	Mögliche Affirmation	Abb. Seite
Menopause	71	Mittelfinger	13	Ich liebe und akzeptiere mich. Ich lasse alte Bilder los und erschaffe mit Freude und Liebe mein Leben neu.	122
Menstruationsbeschwerden	47, 75	Daumen, kleiner Finger	1 13 15	Alles ist möglich. Ich sehe die Welt mit anderen Augen und erkenne mich selbst. Ich bin mir meiner Schöpferkraft bewusst und richte meine Gedanken auf den gewünschten Zustand. Ich lasse Leichtigkeit, Lebendigkeit und Klarheit in mein Leben fließen.	110 122 124
Migräne	58, 77, 85	Daumen, Zeigefinger	1 7 5+16	Es gibt nur diese EINE Lebenskraft. Alles Belastende fällt von mir ab, und ich spüre, wie ich durch und durch mit neuer Energie erfüllt bin. Ich traue dem Prozess des Lebens. Ich bin in Sicherheit.	110 116 114
Milz	42, 62	Daumen, kleiner Finger	9 bzw. 19 14 22	Ich erinnere mich, wer ich bin, und weiß, mir kann nichts geschehen. Ich bin geliebt, so, wie ich bin. Meine Beziehungen sind getragen von Liebe und Verständnis, auch meine Beziehung zu mir selbst. Meine Wahrnehmung erstreckt sich in grenzenlose Dimensionen. Ich bin sicher und geborgen.	118 123 131
Minderwertigkeitsgefühle	34	Daumen	19	Ich lausche liebevoll meiner inneren Stimme und folge meinem Herzen.	128
Mittelohrentzündung	54, 71	Ringfinger, kleiner Finger	5 13 17	Ich begegne dem Leben unvoreingenommen und frei. Ich lasse alte Bilder los und erschaffe mit Freude und Liebe mein Leben neu. Ich höre auf die Stimme meines Herzen. Ich bin in Sicherheit.	114 122 126

Thema	Seite	Zugehöriger Finger	SES	Mögliche Affirmation	Abb. Seite
Müdigkeit	49	Ringfinger	2 Zentral-strom	Ich bin grenzenlose Lebenskraft.	111 104
Mund	35	Daumen	21+22	Ich spüre, wie neue, grenzenlose Lebensenergie mich durchströmt.	130
Muskulatur	53, 60, 76, 91	Zeigefinger, Daumen	4 8 16 23	Ich bin sicher und geborgen und spüre, wie das Leben mich trägt. Ich werde immer mehr meiner Stärke gewahr. Ich spüre, wie sie mich ganz und gar erfüllt und mich aufrichtet. Ich spüre, wie grenzenlose Liebe in mich fließt und alte Narben heilt. Ich vertraue dem Prozess des Lebens. Ich bin in Sicherheit.	113 117 125 132
Nacken	36, 39, 53, 65, 67, 68, 69, 71, 77	Zeigefinger, kleiner Finger	10 bzw. hohe 19 11 12 16	Ich gebe den Widerstand auf und erkenne: Ich bin frei. Ich bin das Fallenlassen meiner Schultern, es gibt nichts festzuhalten. Ich lasse mich mit Leichtigkeit auf das Leben ein und erkenne das Positive in jeder Situation. Ich lasse los und öffne mich voller Vertrauen dem Neuen.	119 120 121 125
Narben	76		Eine Hand auf Narbe, andere auf 16	Ich spüre, wie grenzenlose Liebe in mich fließt und alte Narben heilt.	125
Nase	35, 87	kleiner Finger	21	Ich spüre, wie sich mein inneres Chaos ordnet und Klarheit entsteht.	130

Thema	Seite	Zugehöriger Finger	SES	Mögliche Affirmation	Abb. Seite
Neben-höhlen	53, 62, 87	Daumen, kleiner Finger	9 21+22 21 und gegenüber-liegende 4	Ich bin entspannt und im Frieden und traue dem Prozess des Lebens. Ich spüre, wie Spannungen und Stress wegschmelzen. Meine Wahr-nehmung erstreckt sich in grenzen-lose Dimensionen. Ich bin sicher und geborgen. Alte Begrenzungen lösen sich auf. Ich lasse los und werde getragen vom Leben.	118 130 130
Negatives Denken	37, 66	Ringfinger, Zeigefinger	11	Ich lasse alles los und spüre, wie mit meinem Ausatmen alles Über-flüssige von mir abfällt. Ich atme die Leichtigkeit des Seins. Einssein.	120
Neid	34, 73	Daumen	1	Alles ist möglich. Ich sehe die Welt mit anderen Augen und erkenne mich selbst.	110
Nerven-system	42, 78	Ringfinger	17	Ich spüre, wie alle Spannung von mir abfällt. Ich fühle mich leicht und frei.	126
Niere	42, 75, 90	Zeigefinger, kleiner Finger	2 15	Ich lasse mich atmen vom Leben. Es wird für mich gesorgt. Mein Denken ist in Frieden. Ich bin in Sicherheit.	111 124
Ohnmacht	53, 78		4 17	Ich sehe deutlich, was ich will, und lasse alle Begrenzungen los. Ich höre auf die Stimme meines Herzens. Ich bin in Sicherheit.	113 126
Ohren	35, 39, 53, 54, 56, 65, 82, 85	Daumen, kleiner Finger	5 6 19	Ich spüre, wie Heilung und Erneue-rung geschieht. Harmonie und Frieden, Liebe und Freude umgeben und erfüllen mich. Ich lausche liebevoll meiner in-neren Stimme und folge meinem Herzen.	114 115 128

Thema	Seite	Zugehöriger Finger	SES	Mögliche Affirmation	Abb. Seite
Panik-attacke	89	Zeigefinger	22	Meine Wahrnehmung erstreckt sich in grenzenlose Dimensionen. Ich bin sicher und geborgen.	124
Rachege-fühle	92	kleiner Finger	24	Ruhe kehrt in mir ein. Meine Emotionen sind in Frieden.	133
Rücken	36, 49, 54, 57, 59, 63, 74, 80, 83	Alle Finger	2 5 6 9 bzw. 19 Zentral-strom	Ich lasse mich atmen vom Leben. Es wird für mich gesorgt. Ich traue dem Prozess des Lebens. Ich bin in Sicherheit. Liebevoll umarme ich alle Aspekte meines Seins. Ich bin in Sicherheit. Ich bin entspannt und im Frieden und traue dem Prozess des Lebens.	111 114 115 118 104
Rücken, oberer	60	Zeigefinger	8	Ich werde mir immer mehr meiner Stärke gewahr. Ich spüre, wie sie mich ganz und gar erfüllt und mich aufrichtet.	117
Schilddrüse	41, 67, 89	Zeigefinger	11 Zentral-strom	Ich atme die Leichtigkeit des Seins. Einssein.	120 104
Schlaf-störungen	35, 38, 49, 53, 73, 80	Daumen, kleiner Finger	2 4 18	Ich lasse mich atmen vom Leben. Es wird für mich gesorgt. Ich lasse alles los und weiß, dass für mich gesorgt ist. Ich lasse los, das Leben trägt mich.	111 113 127
Schmerz	35, 91	Zeigefinger	5+16	Ich spüre, wie Heilung und Erneuerung geschieht.	114
Schock	58	Ringfinger	4 7	Ich spüre, wie das Leben durch mich atmet. Ich BIN grenzenlose Lebenskraft.	113 116
Schuldthe-men	36, 37, 66	Zeigefinger, Ringfinger	11	Ich lasse meine Altlasten los und öffne mich für das Neue, das mir das Leben bringt. Ich bin frei.	120

Thema	Seite	Zugehöriger Finger	SES	Mögliche Affirmation	Abb. Seite
Schulter	39, 50, 56, 63, 65, 67, 71	kleiner Finger, Mittelfinger	3	Ich begegne den Herausforderungen des Lebens mit Leichtigkeit.	112
			6	Liebevoll umarme ich alle Aspekte meines Seins. Ich bin in Sicherheit.	115
			9 bzw. 19	Ich bin entspannt und im Frieden und traue dem Prozess des Lebens.	118
			10 bzw. hohe 19	Ich gebe den Widerstand auf und erkenne: Ich bin frei.	119
			11	Ich bin das Fallenlassen meiner Schultern, es gibt nichts festzuhalten.	120
			21	Alte Begrenzungen lösen sich auf. Ich lasse los und werde getragen vom Leben.	130
Schwangerschaft	54, 60, 71	alle Finger	5	Ich begegne dem Leben unvoreingenommen und frei.	114
			8	Ich liebe und akzeptiere mich und bin in völligem Frieden.	117
			13	Ich lasse alte Bilder los und erschaffe mit Freude und Liebe mein Leben neu.	122
Schwindel	48, 53, 56, 85, 86	Zeigefinger	2	Ich lasse mich atmen vom Leben. Es wird für mich gesorgt.	111
			6	Liebevoll umarme ich alle Aspekte meines Seins. Ich bin in Sicherheit.	115
			20	Ich öffne mein Herz und erlaube der Liebe alles, was ich sehe, zu heilen.	129
Selbstmitleid	37	Ringfinger	5	Ich bin frei, ich selbst zu sein, und so, wie ich bin, bin ich wunderbar.	114
Sodbrennen	73	Mittelfinger, Ringfinger	14	Ich entspanne mich und vertraue darauf, dass das Leben für mich sorgt.	123

Thema	Seite	Zugehöriger Finger	SES	Mögliche Affirmation	Abb. Seite
Sorgen	62, 69, 72, 86	Daumen	9	Ich bin entspannt und im Frieden und traue dem Prozess des Lebens.	118
			14	Ich entspanne mich und vertraue darauf, dass das Leben für mich sorgt.	123
			21	Alte Begrenzungen lösen sich auf. Ich lasse los und werde getragen vom Leben.	130
Stimme	37, 50, 64, 77	Ringfinger, Daumen	3	Ich begegne den Herausforderungen des Lebens mit Leichtigkeit.	112
			10	Ich spüre Fülle und Lebenskraft ungehindert durch mich strömen.	119
			16	Ich erkenne mich selbst, ICH BIN.	125
Stimmungsschwankungen	71	Mittelfinger	13	Ich bin mir meiner Schöpferkraft bewusst und richte meine Gedanken auf den gewünschten Zustand.	122
Stoffwechsel	41		Zentralstrom		104
Stottern	38, 50	kleiner Finger	3	Ich liebe und akzeptiere mich.	112
Stress	38, 48, 50, 62, 74, 75, 84, 86, 90	kleiner Finger, Ringfinger, Mittelfinger	2	Ich lasse mich atmen vom Leben. Es wird für mich gesorgt.	111
			3	Ich bin eingebunden in den Rhythmus des Lebens. Ich lasse mich tragen vom Leben.	112
			9	Ich bin entspannt und im Frieden und traue dem Prozess des Lebens.	118
			15	Ich lasse Leichtigkeit, Lebendigkeit und Klarheit in mein Leben fließen.	124
			21	Ich spüre, wie sich mein inneres Chaos ordnet und Klarheit entsteht.	130
			23	Ich bin Fluss und fließe. Ich erkenne mich selbst, ICH BIN.	132
Sturheit	92	kleiner Finger	24	Ruhe kehrt in mir ein. Meine Emotionen sind in Frieden.	133

Thema	Seite	Zugehöriger Finger	SES	Mögliche Affirmation	Abb. Seite
Sucht	36, 70, 91	alle Finger	13	Ich bin mir meiner Schöpferkraft bewusst und richte meine Gedanken auf den gewünschten Zustand.	122
			21+22	Ich spüre, wie sich mein inneres Chaos ordnet und Klarheit entsteht. Alte Begrenzungen lösen sich auf. Ich lasse los und werde getragen vom Leben.	130
			23	Ich vertraue dem Prozess des Lebens. Ich bin in Sicherheit. Ich er kenne mich selbst, ICH BIN.	132
			Zentralstrom		104
Tinnitus	54, 82	Mittelfinger, kleiner Finger	5	Ich begegne dem Leben unvoreingenommen und frei.	114
			19	Ich lausche liebevoll meiner inneren Stimme und folge meinem Herzen.	128
Trauer	33, 66, 69	Daumen, Ringfinger	1	Es gibt nur diese EINE Lebenskraft.	110
			2	Ich lasse mich atmen vom Leben. Es wird für mich gesorgt.	111
			11	Ich bin das Fallenlassen meiner Schultern, es gibt nichts festzuhalten.	120
Trotz	91	kleiner Finger	23	Ich bin Fluss und fließe. Ich erkenne mich selbst, ICH BIN.	132
Tumore	90, 97	alle Finger, Handinnenflächen	23	Ich vertraue dem Prozess des Lebens. Ich bin in Sicherheit.	132
			26	Ich nehme an, was zu mir gehört, und lasse in Liebe los, was ich nicht mehr brauche. Ich bin ganz, vollkommen, stark, machtvoll, liebevoll, harmonisch und glücklich.	135
			Zentralstrom		104
			36 Atemzüge		103

Thema	Seite	Zugehöriger Finger	SES	Mögliche Affirmation	Abb. Seite
Übelkeit	47, 71	Daumen, Mittelfinger	1 13	Es gibt nur diese EINE Lebenskraft. Ich bin in Sicherheit. Ich bin mir meiner Schöpferkraft bewusst und richte meine Gedanken auf den gewünschten Zustand.	110 122
Unsicherheiten	36, 54, 75, 90	Zeigefinger	5	Ich bin sicher und geborgen und erschaffe bewusst das, was ich will.	114
Unterleibsbeschwerden	47	Daumen	1	Die universelle Kraft fließt in mir und durch mich. Ich lasse alle Begrenzungen los und erschaffe mein Leben neu.	110
Urteilen	48, 62	Ringfinger	2	Ich erkenne mich selbst, ICH BIN.	111
Verdauung	35, 49, 54, 56, 58, 73, 83, 89	Daumen, Mittelfinger	1 2 6 7 14 19	Die universelle Kraft fließt in mir und durch mich. Ich lasse alle Begrenzungen los und erschaffe mein Leben neu. Ich lasse mich atmen vom Leben. Es wird für mich gesorgt. Mein Denken ist in Frieden. Alles Belastende fällt von mir ab, und ich spüre, wie ich durch und durch mit neuer Energie erfüllt bin. Ich fühle mich genährt und versorgt. Ich bin getragen vom Leben. Ich bin in Sicherheit.	110 111 115 116 123 128
Vergesslichkeit	38, 52	kleiner Finger	Zentralstrom 25	 Mein Geist ist wach und lebendig, ich bin ganz und gar bewusst.	104 134
Verschlucken	47	Daumen	1		110

Thema	Seite	Zugehöriger Finger	SES	Mögliche Affirmation	Abb. Seite
Verstopfung	47, 60, 67, 78	kleiner Finger	1 11 17	Die universelle Kraft fließt in mir und durch mich. Ich lasse alle Begrenzungen los und erschaffe mein Leben neu. Ich lasse alles los und spüre, wie mit meinem Ausatmen alles Überflüssige von mir abfällt. Ich spüre, wie alle Spannung von mir abfällt. Ich fühle mich leicht und frei.	110 120 126
Verzweiflung	48	Ringfinger	2	Ich erkenne mich selbst, ICH BIN.	111
Wade	36	Zeigefinger	8	Ich überschreite mutig eigene Begrenzungen und entdecke die unbegrenzten Möglichkeiten in meinem Leben.	117
Wärmehaushalt	60	Zeigefinger	8	Ich werde mir immer mehr meiner Stärke gewahr. Ich spüre, wie sie mich ganz und gar erfüllt und mich aufrichtet.	117
Wirbelsäule - „Chiropraktiker“	49, 57	Ringfinger	2	Ich lasse mich atmen vom Leben. Es wird für mich gesorgt.	111
Workaholics	37	Mittelfinger	11	Ich atme die Leichtigkeit des Seins. Einssein.	120
Wut	58, 62, 68	Mittelfinger, Daumen	1 7 9 11 17	Alles ist möglich. Ich sehe die Welt mit anderen Augen und erkenne mich selbst. Alles Belastende fällt von mir ab, und ich spüre, wie ich durch und durch mit neuer Energie erfüllt bin. Mein Denken ist klar. Ich lasse los und heiße das Neue willkommen. Ich lasse alles los und spüre, wie mit meinem Ausatmen alles Überflüssige von mir abfällt. Spannung und Stress lösen sich auf. Mein Denken ist in Frieden.	110 116 118 120 126

Thema	Seite	Zugehöriger Finger	SES	Mögliche Affirmation	Abb. Seite
Zähneknirschen	73, 77	Zeigefinger	8+16	Ich liebe und akzeptiere mich und bin in völligem Frieden.	117
Zahnschmerzen	35, 77, 87	Zeigefinger	8+16 (geg. überl. Seite von Schmerz)	Ich werde immer mehr meiner Stärke gewahr. Ich spüre, wie sie mich ganz und gar erfüllt und mich aufrichtet. Ich erkenne mich selbst – ICH BIN.	117
Zehen	50	Mittelfinger	3	Ich bin eingebunden in den Rhythmus des Lebens. Ich lasse mich tragen vom Leben.	112
Zelluitis	73	alle Finger	14	Meine Beziehungen sind getragen von Liebe und Verständnis, auch meine Beziehung zu mir selbst.	123
Zittern, Zittrigkeit	78, 92, 97	Ringfinger, kleiner Finger, Handinnenflächen	17 24 26	Ich spüre, wie alle Spannung von mir abfällt. Ich fühle mich leicht und frei. Ruhe kehrt in mir ein. Meine Emotionen sind in Frieden. Ich lasse mich fallen in die Umarmung des Lebens. ICH BIN.	126 133 135
Zweifel	48	Mittelfinger	3	Ich gebe den Widerstand auf und spüre, wie Heilung geschieht. Alles, was ich brauche, liegt in mir.	112

Teil 2: Innere Qualitäten ent-wickeln und stärken

Thema	Seite	Zugehöriger Finger	SES	Mögliche Affirmationen	Abb. Seite
Achtsamkeit	60	Zeigefinger	8	Ich liebe und akzeptiere mich und bin in völligem Frieden.	117
Akzeptanz	33	Ringfinger, kleiner Finger	22	Außen und Innen sind eins. Ich bin in Frieden.	131
Anpassung im positiven Sinne	72, 88	Zeigefinger	22	Ich bin glücklich und zufrieden, wo ich gerade bin.	131
Aufrichtigkeit	56	Zeigefinger, Daumen	6 16	Harmonie und Frieden, Liebe und Freude umgeben und erfüllen mich. Ich erkenne mich selbst – ICH BIN.	115 125
Ausdauer	82	Daumen	19	Ich lausche liebevoll meiner inneren Stimme und folge meinem Herzen.	128
Ausgeglichenheit	56, 96	Zeigefinger, Handinnenflächen	6 26	Ich bin Ausgeglichenheit und Liebe. Ich nehme an, was zu mir gehört, und lasse in Liebe los, was ich nicht mehr brauche.	115 135
Ausstrahlung	74	kleiner Finger	15	Ich lasse los und bin einfach nur glücklich.	124
Authentizität	42, 88	Zeigefinger	22	Außen und Innen sind eins. Ich bin in Frieden.	131
Autorität, innere	82	Daumen	19	Ich bin meine eigene Autorität. Nichts und niemand hat Macht über mich.	128
Balance	56	Zeigefinger	6	Ich bin Ausgeglichenheit und Liebe. Mein Denken ist in Frieden.	115
Befreiung	74, 86	kleiner Finger	15	Ich lasse Leichtigkeit, Lebendigkeit und Klarheit in mein Leben fließen.	124

Thema	Seite	Zugehöriger Finger	SES	Mögliche Affirmationen	Abb. Seite
Begrenzung auflösen	54, 86	Zeigefinger, Kleiner Finger	5	Ich bin sicher und geborgen und erschaffe bewusst das, was ich will.	114
(bringt in) Bewegung	46, 50, 76	Daumen	16	Ich lasse los und öffne mich voller Vertrauen dem Neuen.	125
Bewusstheit	82	Daumen	19	Ich lausche liebevoll meiner inneren Stimme und folge meinem Herzen.	128
Bewusstseinswandel	70	Mittelfinger	13	Ich lasse alte Bilder los und erschaffe mit Freude und Liebe mein Leben neu.	122
Dankbarkeit	31, 82	Daumen	15 36 Atemzüge	Ich lasse Leichtigkeit und Freude in mein Leben fließen. Freude strömt frei durch mich und ich bin mit dem Leben in Frieden.	124 103
(beruhigt das) Denken	34, 36, 72, 80	kleiner Finger	18	Ich lasse alle Sorgen los und spüre, wie mein Atem frei durch meinen Körper fließt.	127
(stärkt das) Denken	37, 85, 86	Daumen	21	Ich spüre, wie sich mein inneres Chaos ordnet und Klarheit entsteht.	130
Eigenverantwortung	90	Daumen, Zeigefinger	21 23	Alte Begrenzungen lösen sich auf. Ich lasse los und werde getragen vom Leben. Ich bin Fluss und fließe. Ich erkenne mich selbst, ICH BIN	130 132
Einheit	66, 88	Zeigefinger	11 22	Ich atme die Leichtigkeit des Seins. Einssein. Außen und Innen sind eins. Ich bin in Frieden.	120 131
Energie	69, 74, 83, 86	Daumen	21	Ich spüre, wie neue Lebensenergie mich durchströmt.	130
Enthusiasmus	38, 71	Mittelfinger	13	Ich bin mir meiner Schöpferkraft bewusst und richte meine Gedanken auf den gewünschten Zustand.	122

Thema	Seite	Zugehöriger Finger	SES	Mögliche Affirmationen	Abb. Seite
Erholung	94	Mittelfinger	25	Ich bin stilles Erneuern. Jetzt.	134
Erinnerung an unser wahres Wesen	84	kleiner Finger	20	Ich bin ganz und gar verbunden und sehe die Welt mit den Augen der Liebe.	129
Erkenntnis	96	Handinnen-flächen	26	Ich bin ganz, vollkommen, stark, machtvoll, liebevoll, harmonisch und glücklich.	135
Erneuerung	70	Zeigefinger, kleiner Finger	5	Ich spüre, wie Heilung und Erneuerung geschieht.	114
			13	Ich lasse alte Bilder los und erschaffe mit Freude und Liebe mein Leben neu.	122
Freude	33, 38, 74	Ringfinger, kleiner Finger	15	Ich sehe mit Liebe und Freude.	124
Friede	33, 60, 74, 75, 78, 92, 96	alle Finger, Handinnen-flächen	8	Ich liebe und akzeptiere mich und bin in völligem Frieden.	117
			15	Mein Denken ist in Frieden. Ich bin in Sicherheit.	124
			17	Spannung und Stress lösen sich auf. Mein Denken ist in Frieden.	126
			24	Ruhe kehrt in mir ein. Meine Emotionen sind in Frieden.	133
			26	Ich nehme an, was das Leben mir schenkt, und höre auf zu kämpfen.	135
Fruchtbar-keit	70	Zeigefinger, Mittelfinger	5	Ich bin sicher und geborgen und erschaffe bewusst das, was ich will.	114
			13	Ich lasse alte Bilder los und erschaffe mit Freude und Liebe mein Leben neu.	122
Fülle	64	Daumen	10 bzw. hohe 19	Ich spüre Fülle und Lebenskraft ungehindert durch mich strömen.	119
Geborgen-heit	86, 96	Daumen, Handinnen-flächen	21	Ich bin sicher und geborgen. Jetzt und immer.	130
			26	Ich lasse mich fallen in die Umarmung des Lebens. ICH BIN.	135

Thema	Seite	Zugehöriger Finger	SES	Mögliche Affirmationen	Abb. Seite
Gedächtnis	41, 84, 94	Mittelfinger	25	Ich bin stilles Erneuern. Jetzt.	134
Gedanken-harmonisierung	41, 86	Zeigefinger	22	Außen und Innen sind eins. Ich bin in Frieden.	131
Gedanken-karussell stoppen	34, 62	Ringfinger, Daumen	7 9 bzw. 19	Alles Belastende fällt von mir ab, und ich spüre, wie ich durch und durch mit neuer Energie erfüllt bin. Mein Denken ist klar. Ich lasse los und heiße das Neue willkommen.	116 118
Geduld	33, 90	kleiner Finger	23	Harmonie umgibt und durchdringt mich. Freude.	132
Geistige Harmonisierung	78	Ringfinger	17	Ich spüre, wie alle Spannung von mir abfällt. Ich fühle mich leicht und frei.	126
Geistiger Friede	43, 74	kleiner Finger	15	Ich lasse Leichtigkeit, Lebendigkeit und Klarheit in mein Leben fließen.	124
Gelassenheit	38, 64, 66, 92	kleiner Finger, Daumen	10 bzw. hohe 19 11 24	Ich gebe den Widerstand auf und erkenne, ich bin frei. Ich lasse meine Altlasten los und öffne mich für das Neue, das mir das Leben bringt. Ich nehme meinen ureigenen Platz ein und bin genau richtig.	119 120 133
Gewahrsein, Sein im Hier und Jetzt	31	alle Finger	36 Atemzüge	Ich BIN. Ich lasse mich atmen vom Leben.	103

Thema	Seite	Zugehöriger Finger	SES	Mögliche Affirmationen	Abb. Seite
Gleichgewicht, inneres	46, 56, 68, 72, 85	alle Finger	6	Liebevoll umarme ich alle Aspekte meines Seins. Ich bin in Sicherheit.	115
			11	Ich lasse alles los und spüre, wie mit meinem Ausatmen alles Überflüssige von mir abfällt.	120
			12	Ich lasse Vergangenheit, Gegenwart und Zukunft los und bin bedingungslose kosmische Liebe.	121
			14	Meine Beziehungen sind getragen von Liebe und Verständnis, auch meine Beziehung zu mir selbst.	123
			20	Ich bin ganz und gar verbunden und sehe die Welt mit den Augen der Liebe.	129
Glücklichsein	74	kleiner Finger	15	Ich lasse los und bin einfach nur glücklich.	124
Glücklichsein im Hier und Jetzt	88	Zeigefinger	22	Ich bin glücklich und zufrieden, wo ich gerade bin.	131
Grenzen ziehen	34	Daumen	19	Ich bin meine eigene Autorität. Nichts und niemand hat Macht über mich.	128
Güte	92	kleiner Finger	24	Tiefer Friede erfüllt und durchdringt mich.	133
Harmonie	66, 68, 96	Zeigefinger, Handinnenflächen	11	Ich atme die Leichtigkeit des Seins. Einssein.	120
			12	Ich lasse mich mit Leichtigkeit auf das Leben ein und erkenne das Positive in jeder Situation.	121
			26	Ich bin ganz, vollkommen, stark, machtvoll, liebevoll, harmonisch und glücklich.	135

Thema	Seite	Zugehöriger Finger	SES	Mögliche Affirmationen	Abb. Seite
Harmonisieren	38, 50, 88, 92	Daumen, kleiner Finger	24 36 Atemzüge Zentralstrom	Ruhe kehrt in mir ein. Meine Emotionen sind in Frieden. Ich bin das Fallenlassen meiner Schultern. Alles Belastende fällt von mir ab.	133 103
Heiterkeit	64	Daumen	10 bzw. hohe 19	Ich gebe den Widerstand auf und erkenne: Ich bin frei.	119
Herz öffnen	42, 64	Daumen	10 bzw. hohe 19	Ich öffne mein Herz und übergebe alles der Liebe.	119
Ideen, neue	75	kleiner Finger	15	Ich lasse Leichtigkeit, Lebendigkeit und Klarheit in mein Leben fließen.	124
Innere Gewissheit	33	Daumen	14	Ich entspanne mich und vertraue darauf, dass das Leben für mich sorgt.	123
Innerer Friede	75	Mittelfinger	36 Atemzüge	Tiefer Friede erfüllt und durchdringt mich.	103
Inneres Kind	70	Mittelfinger	13	Ich liebe und akzeptiere mich.	122
Intuition	78, 84	Ringfinger, kleiner Finger	17 20	Ich höre auf die Stimme meines Herzens. Ich bin in Sicherheit. Mein Denken ist in Frieden. Grenzen lösen sich auf.	126 129
Jungbrunnen	70, 86	Mittelfinger, Daumen	13 21	Ich bin mir meiner Schöpferkraft bewusst und richte meine Gedanken auf den gewünschten Zustand. Ich spüre, wie neue, grenzenlose Lebensenergie mich durchströmt.	122 130
Klarheit	34, 58, 84, 94	Daumen, kleiner Finger, Mittelfinger	20 25	Mein Denken ist in Frieden. Grenzen lösen sich auf. Die Quelle zum Glücklichsein liegt in mir selbst.	129 134
Klärung	74	kleiner Finger	15	Ich lasse Leichtigkeit, Lebendigkeit und Klarheit in mein Leben fließen.	124

Thema	Seite	Zugehöriger Finger	SES	Mögliche Affirmationen	Abb. Seite
Konzentration	38, 94	kleiner Finger, Mittelfinger	25	Mein Geist ist wach und lebendig, ich bin ganz und gar bewusst.	134
Körperbewusstsein entwickeln	80	kleiner Finger	18	Ich lasse los und gebe mich dem Leben hin, und ich erinnere mich, ICH BIN.	127
Kreativität	43, 70, 78	Mittelfinger, Ringfinger	13 17	Ich lasse alte Bilder los und erschaffe mit Freude und Liebe mein Leben neu. Meine Gedanken bewegen sich frei und leicht.	122 126
Lachen	71, 74	kleiner Finger	15	Ich lasse los und bin einfach nur glücklich.	124
Lebendigkeit	74	kleiner Finger	15	Ich lasse Leichtigkeit, Lebendigkeit und Klarheit in mein Leben fließen.	124
Lebensfreude	64, 69, 89	Daumen, Zeigefinger	10 bzw. hohe 19 12 22	Liebe und Freude erfüllen mich und ich lasse sie fließen in die Welt. Ich lasse mich mit Leichtigkeit auf das Leben ein und erkenne das Positive in jeder Situation. Ich bin glücklich und zufrieden, wo ich gerade bin.	119 121 131
Lebenskraft, Stärkung	37, 49, 64, 74	alle Finger	2 7 10 bzw. hohe 19 15	Ich lasse mich atmen vom Leben. Es wird für mich gesorgt. Ich bin grenzenlose Lebenskraft. Ich spüre Fülle und Lebenskraft ungehindert durch mich strömen. Ich sehe mit Liebe und Freude.	111 116 119 124
Lebensstil harmonisieren	90	kleiner Finger	23	Ich bin Fluss und fließe. Ich erkenne mich selbst: ICH BIN.	132
Leichtigkeit	33	kleiner Finger	15	Ich lasse Leichtigkeit, Lebendigkeit und Klarheit in mein Leben fließen.	124

Thema	Seite	Zugehöriger Finger	SES	Mögliche Affirmationen	Abb. Seite
Liebe	33, 64, 70	Zeigefinger	5	Ich spüre, wie Heilung und Erneuerung geschieht.	114
Loslassen	37, 46, 50, 58, 66, 96	alle Finger, Handinnenflächen	1	Ich lasse los und gebe mich dem Leben hin.	110
			5	Ich begegne dem Leben unvoreingenommen und frei.	114
			7	Alles Belastende fällt von mir ab, und ich spüre, wie ich durch und durch mit neuer Energie erfüllt bin.	116
			11	Ich lasse alles los und spüre, wie mit meinem Ausatmen alles Überflüssige von mir abfällt.	120
			26	Ich lasse mich fallen in die Umarmung des Lebens. ICH BIN.	135
			36 Atemzüge	Ich bin das Fallenlassen meiner Schultern, es gibt nichts festzuhalten.	103
Möglichkeiten entdecken	60	Zeigefinger	8	Ich überschreite mutig eigene Begrenzungen und entdecke die unbegrenzten Möglichkeiten in meinem Leben.	117
Mühelosigkeit	33, 38	kleiner Finger	22	Außen und Innen sind eins. Ich bin in Frieden.	131
Neubelebung unserer gesamten Energie	83	Daumen	19	Ich bin getragen vom Leben. Ich bin in Sicherheit.	128
Neues beginnen, Altes beenden	62	Daumen	9 bzw. 19	Mein Denken ist klar. Ich lasse los und heiße das Neue willkommen.	118
Offenheit	70	Mittelfinger	13	Ich lasse alte Bilder los und erschaffe mit Freude und Liebe mein Leben neu.	122

Thema	Seite	Zugehöriger Finger	SES	Mögliche Affirmationen	Abb. Seite
Offenheit für Neues	88	Zeigefinger	22	Meine Wahrnehmung erstreckt sich in grenzenlose Dimensionen. Ich bin sicher und geborgen.	131
Persönlichkeitsentwicklung	80	kleiner Finger	18	Ich lasse los und gebe mich dem Leben hin, und ich erinnere mich, ICH BIN.	127
Regeneration	70, 94	Mittelfinger	25	Ich bin stilles Erneuern. Jetzt.	134
Rhythmus	50, 60	Mittelfinger, Zeigefinger	3 8	Ich bin eingebunden in den Rhythmus des Lebens. Ich lasse mich tragen vom Leben. Ich liebe und akzeptiere mich und bin in völligem Frieden.	112 117
Selbsterkenntnis	96	Handinnenflächen	26	Ich bin ganz, vollkommen, stark, machtvoll, liebevoll, harmonisch und glücklich.	135
Selbstwert, Selbstbewusstsein	47, 82	Daumen	1 19	Die universelle Kraft fließt in mir und durch mich. Ich lasse alle Begrenzungen los und erschaffe mein Leben neu. Ich bin meine eigene Autorität. Nichts und niemand hat Macht über mich.	110 128
Sicherheit, tiefe innere Sicherheit	43, 75, 86, 96	Daumen Handinnenflächen	21 26	Alte Begrenzungen lösen sich auf. Ich lasse los und werde getragen vom Leben. Ich lasse mich fallen in die Umarmung des Lebens. ICH BIN.	130 135
Sichtweisen, neue	41, 52	alle Finger	4 10 bzw. hohe 19	Ich sehe deutlich, was ich will, und lasse alle Begrenzungen los. Ich gebe den Widerstand auf und erkenne: Ich bin frei.	113 119
Sinne (für alle unsere)	77	Daumen	10 bzw. hohe 19	Ich öffne mein Herz und übergebe alles der Liebe.	119

Thema	Seite	Zugehöriger Finger	SES	Mögliche Affirmationen	Abb. Seite
Spirituelle Energie	96	Handinnenflächen	26	Ich lasse mich fallen in die Umarmung des Lebens, ICH BIN.	135
Stärke	60	Zeigefinger	8	Ich werde immer mehr meiner Stärke gewahr. Ich spüre, wie sie mich ganz und gar erfüllt und mich aufrichtet.	117
Struktur	48	Ringfinger	2	Ich erkenne mich selbst ICH BIN.	111
Trennung überwinden	96	Handinnenflächen	26	Es gibt keine Begrenzung. Alles ist möglich. Wir sind eins mit der Quelle.	135
Unterscheidungsfähigkeit	56	Zeigefinger	5	Ich begegne dem Leben unvoreingenommen und frei.	114
Urvertrauen	52	alle Finger	4	Ich bin sicher und geborgen und spüre, wie das Leben mich trägt.	113
Veränderung, Bewegung, Weitergehen	46, 70, 76	Daumen, Mittelfinger	1 13	Alles ist möglich. Ich sehe die Welt mit anderen Augen und erkenne mich selbst. Ich lasse alte Bilder los und erschaffe mit Freude und Liebe mein Leben neu.	110 122
Verantwortung übernehmen	71, 86	Mittelfinger	13	Ich bin mir meiner Schöpferkraft bewusst und richte meine Gedanken auf den gewünschten Zustand.	122
Verständnis	33, 84, 92	Mittelfinger	24	Ruhe kehrt in mir ein. Meine Emotionen sind in Frieden.	133
Vertrauen	33, 43, 48, 52, 68, 86	Daumen, Zeigefinger	2 12 21	Ich öffne mein Herz und übergebe alles der Liebe. Ich lasse alle Bemühung los. Ich lasse mich fallen ins Leben und weiß, es fängt mich auf. Ich bin sicher und geborgen. Jetzt und immer.	111 121 130
Vision finden	52	alle Finger	4	Ich sehe deutlich, was ich will, und lasse alle Begrenzungen los.	113

Thema	Seite	Zugehöriger Finger	SES	Mögliche Affirmationen	Abb. Seite
Vitalität	64, 96	Daumen, Handinnenflächen	10 bzw. hohe 19 26	Ich spüre Fülle und Lebenskraft ungehindert durch mich strömen. Ich bin ganz, vollkommen, stark, machtvoll, liebevoll, harmonisch und glücklich.	119 135
Wachheit	86, 94	Mittelfinger	25	Mein Geist ist wach und lebendig, ich bin ganz und gar bewusst.	134
Wachstum	70	Mittelfinger	13	Ich lasse alte Bilder los und erschaffe mit Freude und Liebe mein Leben neu.	122
Wandlung	62	Daumen	9 bzw. 19	Ich lasse los und wage den Schritt vom Opfer zum Schöpfer und weiß, das Leben geht mit.	118
Weisheit	48, 92	kleiner Finger	2 24	Ich erkenne mich selbst ICH BIN. Ich nehme meinen ureigenen Platz ein und bin genau richtig.	111 133
Willenskraft, Stärkung	36, 38	Zeigefinger, kleiner Finger	19	Ich bin meine eigene Autorität. Nichts und niemand hat Macht über mich.	128
Wohlgefühl, allgemein	48	Ringfinger	2	Ich lasse mich atmen vom Leben. Es wird für mich gesorgt.	111
Zivilcourage	36	Zeigefinger	8 19	Ich werde immer mehr meiner Stärke gewahr. Ich spüre, wie sie mich ganz und gar erfüllt und mich aufrichtet. Ich lausche liebevoll meiner inneren Stimme und folge meinem Herzen.	117 128
Zusammenhänge erkennen	38, 64, 90	Daumen, kleiner Finger	10 bzw. hohe 19 23	Ich gebe den Widerstand auf und erkenne: Ich bin frei. Ich bin Fluss und fließe. Ich erkenne mich selbst, ICH BIN	119 132

Literatur

Arritz, William; Chasse, Betsy; Vincente, Marc: *Bleep, das Buch.* VAK, Kirchzarten bei Freiburg 2006

Burmeister, Mary: *What Mary says*

Byrne, Rhonda: *The secret.* Goldmann/Arkana, München 2007

Chopra, Deepak: *Bewusst glücklich.* Allegria, Berlin 2007

Chopra, Deepak: *Die Quelle von Wohlstand und Glück.* Ullstein, Berlin 2005

Ein Kurs in Wundern. Greuthof Verlag, Gutach i. Br. 1994

Franck, Pierre: *Das Gesetz der Resonanz.* Koha, Burgrain 2008

Haanel, Charles, F.: *Das Master Key System.* Master Key Media Ltd.+Co.KG 2007

Hicks, Esther und Jerry: *Absicht und Erfolg.* Allegria, Berlin 2007

Hicks, Esther und Jerry: *The law of attraction.* Allegria, 2008

Hicks, Esther und Jerry: *Wunscherfüllung.* Allegria, Berlin 2007

Holmes, Ernest: *Die Vollkommenheitslehre.* CSA, Gründau 1998

Lipton, Bruce: *Intelligente Zellen.* Koha Verlag, Burgrain 2001

Losier, Michael J.: *Das Gesetz der Anziehung.* Integral, München 2008

Meinhardt, Brigitta: *Jin Shin Jyutsu für die Seele.* Knaur Verlag, München 2005

Mulford, Prentice: *Die Möglichkeit des Unmöglichen.* Drei Eichen Verlag, Hammelburg 2007

Reiland, Christian: *LOA – Das Gesetz der Anziehung.* Goldmann Arkana, München 2008

Riegger-Krause, Waltraud: *Jin Shin Jyutsu, Einfache Anwendung zur Selbsthilfe.* Südwest Verlag, München 2005

Rieger-Krause, Waltraud: *Jin Shin Jyutsu.* Südwest Verlag, München 2005

Stümpfig-Rüdisser, Tina: *Meine Hände helfen und heilen.* Verlag Via Nova, Petersberg 2008

Tepperwein, Kurt und Nada: *CD Kausaltraining, Rückkehr zu sich selbst.* Vita Nova

Tepperwein, Kurt und Nada: *CD, Kausaltraining,SeminarLive.* IAW

Wattles, Wallace D.: *Die Wissenschaft des Reichwerdens.* B. Reichmann Verlag, Bensheim 2005

Williams, Nick: *Die unbegrenzten Dimensionen deiner spirituellen Kraft.* Verlag Via Nova, Petersberg 2004
Williams, Nick: *Verwirklīche dein Potential.* Verlag Via Nova, Petersberg 2003

Dank

Zuerst danke ich meiner Mutter, die mich von klein auf gelehrt hat, dass in jedem von uns die Kraft zur Heilung liegt.

Ich danke allen, die mich zu diesem Buch inspirierten – Autoren, Lehrern, Freunden und meiner Familie:
Danke an Jiro Murai für die Wiederentdeckung des Jin Shin Jyutsu und an seine Schülerin Mary Burmeister, die dieses Wissen weiter verbreitete.
Ich danke auch allen Jin Shin Jyutsu-Lehrern und -Lehrerinnen für ihre Arbeit, vor allem Brigitta Meinhardt und Waltraud Riegger-Krause.
Ein großes Danke an Susanne für das Korrekturlesen und an Anna fürs Probelesen. Ich danke Bernd Schuchter für die Bearbeitung der Abbildungen.
Danke meinem Mann Martin für all die Liebe und Unterstützung. Danke für deinen Glauben an mich und meine Fähigkeiten. Danke auch für die Fotosession, Fotoauswahl und -bearbeitung.
Ich danke meinen wundervollen Töchtern Jana, Mira, Samaya und Lucia für ihr Dasein und ihre Unterstützung. Danke für alles, was ich mit euch lernen darf!

Informationen

Informationen zu Seminaren und Kursen der Autorin
erhaltet ihr unter:

tina@freedom-net.de

Weitere Informationen über Jin Shin Jyutsu
sowie Therapeuten und Seminare in eurer Nähe könnt ihr erfragen beim Jin Shin Jyutsu-Europabüro:

Klaus-Rainer Bösch
Quirinstr. 30
53129 Bonn
Tel.: 0049/(0)228/234598
Fax: 0049/(0)228/239404
E-Mail: JSJRaphael@aol.com

Weitere Bücher aus dem Verlag Via Nova:

Meine Hände helfen und heilen

Jin Shin Jyutsu®
Selbsthilfe für Kinder und Jugendliche
Tina Stümpfig-Rüdisser

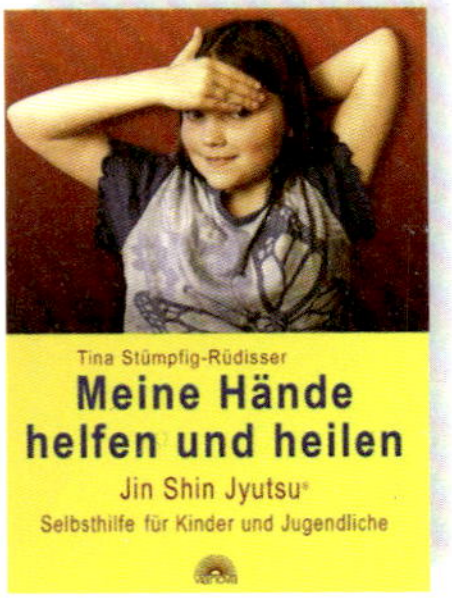

Paperback, 120 Seiten, über 100 vierfarbige Fotos, ISBN 978-3-86616-116-0

Wenn die Energie frei im Körper fließt, fühlt sich der Mensch gesund und wohl. Energieblockaden können zu Missstimmungen, Ängsten oder Konzentrationsschwächen führen, aber auch zu organischen Störungen und Krankheiten. Mit diesem Buch, entstanden aus vielen Jin Shin Jyutsu- Selbsthilfekursen, will die Autorin speziell Kindern und Jugendlichen Möglichkeiten aufzeigen, wie sie selbst ihre Lebensenergie wieder ins Gleichgewicht bringen können, mit Ängsten,Wut,Trauer u. a. umgehen und bei verschiedenen Krankheiten ihre Selbstheilungskräfte aktivieren oder sogar bei Schulproblemen sich selbst helfen können. Mithilfe von Fotos und Erklärungen lernen sie, sich selbst eigenverantwortlich wahr- und ernstzunehmen und mit einfachen Handgriffen in Harmonie und Entspannung zu bringen, eine wertvolle Ergänzung zu herkömmlichen Heilmethoden.

Hand und Fuß – Quellen der Heilung

Eine völlig neuartige Reflexzonen-Massage
Friedrich Butzbach

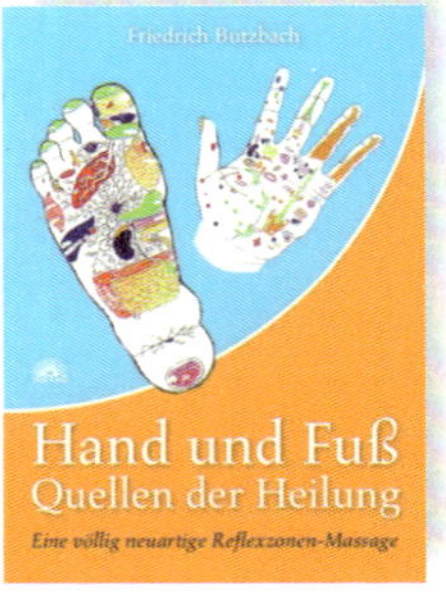

Paperback, 192 Seiten, 70 Grafiken und Zeichnungen, ISBN 978-3-86616-138-2

In einer über dreißigjährigen Praxis erwuchsen dem Autor neue Erkenntnisse der Fußreflexzonenmassage, besonders an den großen Zehen. Er fand hier über 40 Reflexpunkte der Hirnreflexe, über die schnellere und intensivere Reaktionen ablaufen. Dazu kommen noch rund 20 neu gefundene Reflexpunkte, die zum Beispiel den Augeninnendruck, Herpes und Gürtelrose, hohen Blutdruck, Herzbeschwerden, Asthma oder Zahnschmerzen sehr schnell und effektiv positiv beeinflussen. Die Massage eines von ihm gefundenen Reflexpunkts kann selbst sehr alte Schockerlebnisse aus dem Unterbewusstsein in das Bewusstsein bringen und die dadurch entstandenen Belastungen und Blockaden abbauen. Genaue Beschreibungen und viele Skizzen und Schaubilder machen nicht nur die Lokalisierung der Reflexpunkte und die Art der jeweils erforderlichen Massage klar, sondern sind vom Autor auch ausdrücklich als Möglichkeit zur Selbsthilfe für sich und vor allem zur Anwendung bei Kindern gedacht.

Heilung beginnt im Herzen

Die inneren Kräfte wecken, um Körper und Seele zu heilen
Chuck Spezzano

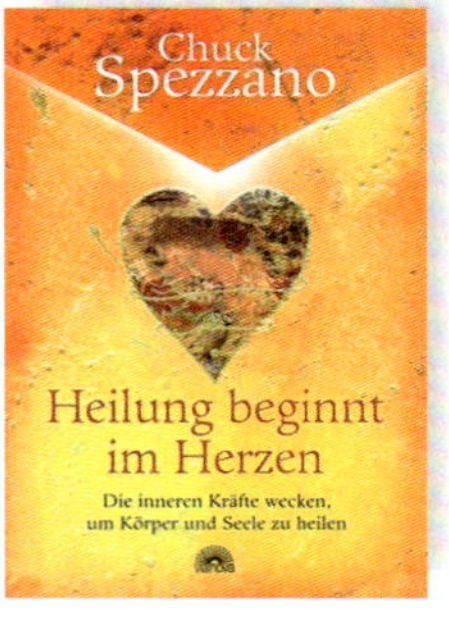

Hardcover, 240 Seiten, ISBN 978-3-86616-140-5

Das neue Buch des bekannten Lebenslehrers Dr. Chuck Spezzano gibt dem Leser grundlegende Prinzipien und Methoden an die Hand, um sich von allen Formen von Krankheit und Schmerz zu befreien. Es ergründet nicht nur die Wurzeln dessen, was Krankheiten und Schmerzen erzeugt, sondern zeigt darüber hinaus praktische Wege, wie man die dem eigenen Herzen und Geist innewohnende Kraft nutzen kann, um Krankheiten zu heilen und Schmerz aufzulösen.